# 老中医教你
## 调体质补气血养五脏

姜庆荣◎编著

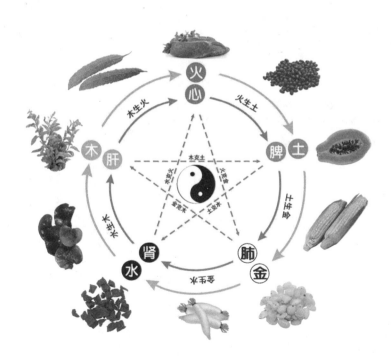

四川科学技术出版社

**图书在版编目（CIP）数据**

老中医教你调体质补气血养五脏 / 姜庆荣编著 .
成都：四川科学技术出版社，2024.8. -- ISBN 978-7
-5727-1450-4（2025.2 重印）

Ⅰ . R212

中国国家版本馆 CIP 数据核字第 2024JH1609 号

## 老中医教你调体质补气血养五脏

LAOZHONGYI JIAONI TIAO TIZHI BU QIXUE YANG WUZANG

编 著 姜庆荣

| | |
|---|---|
| 出 品 人 | 程佳月 |
| 选题策划 | 鄢孟君 张 月 |
| 责任编辑 | 刘 娟 |
| 助理编辑 | 罗 丽 |
| 营销编辑 | 赵 成 |
| 封面设计 | 弘源文化设计部·李舒园 |
| 版式设计 | 韩亚群 |
| 责任出版 | 欧晓春 |
| 出版发行 | 四川科学技术出版社 |
| 地 址 | 四川省成都市锦江区三色路238号新华之星A座 |
| | 邮政编码：610023 传真：028-86361756 |
| 成品尺寸 | 155 mm×220 mm |
| 印 张 | 10 字 数 200千 |
| 印 刷 | 北京一鑫印务有限责任公司 |
| 版 次 | 2024年8月第1版 |
| 印 次 | 2025年2月第4次印刷 |
| 定 价 | 58.00元 |

ISBN 978-7-5727-1450-4

# 目录

# 第四章
## 老中医教你调养脾胃

# 第六章
## 老中医教你温补肾脏

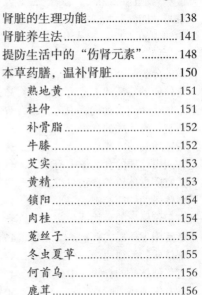

# 第五章
## 老中医教你润肺益气

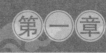

# 第一章

老中医教你对症养生

● 不论是体质养生还是饮食养生，其具体方法最终还是落在对五脏的养护上。人体是一个统一的整体，各部位分工合作，唯有协调配合才能保证身体健康少病。要想百病不生，就必须疏通气血；要想气血通畅，就必须让五脏健康运作；要想五脏协调配合，就必须清除掉体内的毒素，养护好我们的『五脏神』。通气血、补五脏，才能提升机体活力，祛除百病、延年益寿。

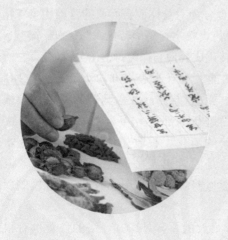

# 五脏与六腑

《黄帝内经》中将五脏六腑都称为"官",是说人体五脏六腑都各有职能,并根据其不同的生理功能特点,各封以"官"位。按照生理功能特点,脏腑分为五脏、六腑和奇恒之腑。五脏是指肝、心、脾、肺、肾;六腑是指胆、小肠、胃、大肠、膀胱、三焦;奇恒之腑是指脑、髓、骨、脉、胆、女子胞。

## 人的五脏六腑

人体是一个有机的整体,脏与脏、脏与腑、腑与腑之间密切联系,它们不仅在生理功能上相互制约、相互依存、相互为用,而且以经络为联系通道,相互传递各种信息,在气血津液环周于全身的情况下,形成一个非常协调和统一的整体。

五脏具有化生并储存气、血、津液的功能,六腑则具有受盛和消化、吸收的功能。我们摄取的饮食分为对身体而言必要的营养(水谷精华)和不必要的成分(糟粕)。五脏负责将水谷精华转化成气、血、津液,并将之储存,而六腑则负责将糟粕转化成粪便与尿液排泄出去。

五脏与六腑除了各有功能,也互为表里并协力运作,比如肝与胆、心与小肠、脾与胃、肺与大肠、肾与膀胱。六腑中的三焦是元气与津液的通路,同时也是气化作用进行的部位。互为表里的脏腑间靠经脉联结,以脏为主,腑为从,腑的消化、吸收作用由脏统筹。另外在性质方面,脏属阴,腑属阳。这是因为出于脏的经脉通过身体属阴的部分(腹部),而出于腑的经脉通过身体属阳部分(背部),所以脏属里而腑属表。

脏和腑除了在性质上有很大的差异外,其经络的位置也有很大的不同。所有脏的经络都在身体的内侧;腑的经络则在身体的背面。相比之下,脏比腑重要。当人体面临威胁时,会本能地屈起身躯,所有脏的经络都在身体的内侧，受到了非常好的保护，只有腑的经络暴露在外。疾病初期多由腑产生异常，当时间拖长之后病邪侵入体内，则对应的脏器便会失调。不过也有脏器先发生异常而使对应的腑发生疾病的状况，这就是彼此的功能相互影响的关系。

## 脏与腑之间的关系

脏腑是内脏的总称，脏与腑之间，脏属阴，腑属阳；阴主里，阳主表。这样一脏一腑、一阴一阳、一里一表相互配合，将脏腑配合成五对（三焦为"孤府"，无脏与之匹配），每一对脏腑之间，在结构上，主要有经脉相互络属；在生理上，相互为用，相互协调；在病理上，又可相互影响。

### 心与小肠

在结构上，心的经脉属心而络小肠，小肠的经脉属小肠而络心，两者通过经脉的相互络属而构成了表里关系。再就两者的生理功能来说，心属火、主血脉，心火温煦、心血滋养，则小肠功能正常；小肠化物、泌别清浊，吸收水谷精微，可以化生心血。

### 肺与大肠

肺与大肠通过经脉相互络属而构成表里关系。在生理功能上，主要体现在肺气肃降与大肠传导之间的相互依存关系。由于"肃降"与"传导"能影响脏腑气机，故肺气肃降下行，布散津液，则能促进大肠的传导；大肠传导糟粕下行，亦有利于肺气的肃降，从而影响呼吸运动和排便功能。

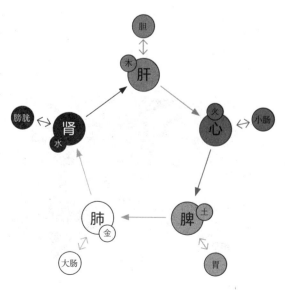

## 脾与胃

脾与胃通过经脉相互络属而构成表里关系。在生理功能上，主要体现在三个方面。

①脾胃运纳协调：脾主运化，胃主受纳、腐熟。胃的"纳"是为脾的"运"作准备，而脾的"运"是适应胃继续"纳"的需要。如果没有胃受纳、腐熟水谷，则脾无谷可运、无食可化；反之，没有脾运化精微，则胃就不能受纳。因此，胃和则脾健，脾健则胃和。脾胃"运""纳"结合，相互协调，才能完成纳食、消化、吸收与转输等一系列生理功能。

②脾胃升降相辅：脾气主升，胃气主降。脾气上升，运化正常，水谷精微得以输布，则胃才能维持受纳、腐熟和通降；胃气下降，水谷精微得以下行，脾才能正常运化和升清。因此，脾胃之气，一升一降，升降相辅，才能保证"运""纳"功能的正常进行。

③脾胃燥湿相济：脾为脏、属阴，喜燥而恶湿；胃为腑、属阳，喜润而恶燥。脾胃喜恶不同，燥湿之性相反，但其间又是相互制约、相互为用的。胃易生燥，得脾阴以制之，使胃不至于过燥；脾易生湿，得胃阳以制之，使脾不至于过湿。因此，脾胃之间燥湿相济，是保证脾胃运纳、升降协调的必要条件。

## 肝与胆

肝与胆通过经脉相互络属而构成表里关系。在生理功能上，主要体现在同司疏泄方面。肝主疏泄，分泌胆汁，调畅胆腑气机，促进胆囊排泄胆汁；胆附于肝，藏泄胆汁，有利于肝发挥疏泄作用。因此，肝胆相互依存，相互协同，则胆汁的分泌、贮存、排泄正常，有利于食物的消化、吸收。

### 肾与膀胱

肾与膀胱通过经脉相互络属而构成表里关系。在生理功能上，主要体现在小便方面。水液经肾的气化作用，浊者下降于膀胱而成为尿液，由膀胱贮存和排泄；而膀胱的贮尿和排尿功能，又依赖于肾的固摄与气化作用，使其开合有度。因此，肾与膀胱相互依存，相互协同，共同完成小便的生成、贮存和排泄。

## 脏与脏之间的关系

五脏的共同特点是能贮藏人体生命活动所必需的各种精微物质，如精、气、血、津液等，脏与脏之间，它们又有着以下关系。

### 心与肺

心与肺的关系，主要是心主血脉与肺主气之间相互依存、相互为用的关系。心主血脉，推动血液运行，以维持肺的呼吸功能；肺主气，司呼吸，朝百脉，能促进、辅助心血运行。另外，心肺居于胸中，宗气亦积于胸中，宗气有贯心脉、行血气、走息道、司呼吸的功能。因此，宗气又加强了心与肺之间的联结作用。

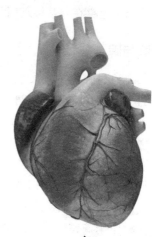

心

### 心与脾

心与脾的关系，主要体现在两个方面。一为血液生成方面的依存关系：心主血脉，心生血供养脾，以维持脾的运行；脾主运化，为气血生化之源，保证心血充盈。二为血液运行方面的协同关系：心主行血，推动血液运行不息；脾主统血，使血液在脉中运行。心脾协同，血液运行才正常。

### 心与肝

心与肝的关系，主要体现在两个方面。一是在血液运行方面：既有依存关系，又有协同关系。心主血脉，肝主藏血。心血充盈，心气旺盛，则血行正常，肝才有血可藏；肝藏血充足，并能调节血流，则有利于心推动血行。二是在精神情志方面：既有依存关系，又有协同关系。心主精神活动，肝主疏泄。心神正常，则有利于肝的疏泄，调畅全身气机；肝疏泄正常，才能调节情志活动，有利于心神内守。两者相互依存，相互协同，以维持正常的精神情志活动。

## 心与肾

心与肾的关系，主要为"心肾相交"。心肾相交，又被称为"水火既济"。心属火，位于上焦；肾属水，位于下焦。心火下降于肾，温煦肾阳，使肾水不寒；肾水上济于心，资助心阴，制约心火，使之不亢，从而使心肾的生理功能协调平衡。心肾相交，亦为心肾阴阳互补。心阴与心阳、肾阴与肾阳之间互根互用，使两个脏腑的阴阳保持协调平衡，而心与肾之间的阴阳也存在着互根互用关系，从而使心肾阴阳保持着协调平衡。

## 肺与脾

肺与脾的关系，主要体现在宗气的生成和津液的代谢两个方面。一是宗气的生成：依赖肺的呼吸吸入自然之清气；脾主运化，吸收水谷之精气。清气与精气是生成宗气的主要物质，只有在肺脾协同作用下，才能保证宗气正常生成。二是津液的代谢：就肺、脾的作用而言，需要肺的宣发和肃降作用，以通调水道，使津液正常地输布与排泄；还需要脾的运化津液作用，使津液正常地生成与输布。肺脾两脏，既相互协同，又相互为用，以保证津液的代谢正常。

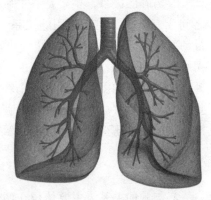

肺

## 肺与肝

肺与肝的关系，主要体现在气机调节方面的依存与协同关系。肺气以肃降为顺，肝气以升发为调。肺与肝，一升一降，对全身气机的调节起着重要作用。

## 肺与肾

肺与肾的关系，主要体现在三个方面。一是在津液代谢方面的依存与协同关系：肺主通调水道，为水之上源，肾为主水之脏，为水之下源，肺肾协同，保证人体津液的正常输布和排泄。二是在呼吸运动方面的依存与协同关系：肺主气，司呼吸，肾主纳气，维持呼吸深度，肺肾配合，相互影响，共同完成呼吸功能。三是阴阳互资方面的依存与协同关系：肺与肾母子互生，阴液互资，称为"金水相生"。

## 肝与脾

肝与脾的关系，主要体现在两个方面。一是在疏泄与运化互用方面的依存关系：肝主疏泄，调畅气机，分泌胆汁，有助于脾的运化功能；脾气健旺，运化功能正常，则有利于肝之疏泄。二是在藏血与统

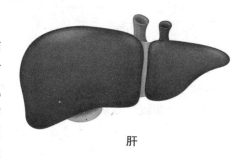

肝

血方面的协同关系：肝主藏血，贮藏血液并调节血流量；脾主统血，使血液在脉管中运行，不逸出脉。肝脾协同，保证血液的正常运行。

## 肝与肾

肝与肾的关系极为密切，有"肝肾同源""乙癸同源"之说，主要体现在三个方面。一是肝肾精血相互化生：肝藏血，肾藏精，精与血之间存在着相互资生和转化的关系。肾精的充盛有赖于肝血的资生，肝血的化生亦有赖于肾精的充盛，所以说精能生血，血能生精。二是肝肾阴阳相互资生、相互制约：肝肾阴阳，息息相通，相互资生，相互制约，维持肝肾阴阳的充盛与平衡。三是疏泄与封藏相互

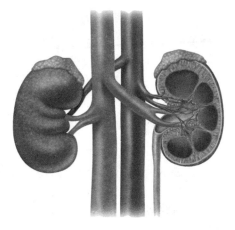

肾

制约、相互为用：肝主疏泄，肾主封藏。肝气疏泄可使肾之封藏开合有度，肾之封藏则可制约肝之疏泄太过。两者相互制约，相互为用，既相反又相成，从而使女子月经来潮和男子泄精的生理功能保持正常。

## 脾与肾

脾与肾的关系，主要体现在两个方面。一是先天和后天相互资生的关系：肾藏精源于先天，主生长、发育与生殖，为先天之本；脾运化水谷精微，化生气血津液，充养人体，为后天之本。两者相互资生，相互促进，为人体生命活动之根本。脾主运化，吸收水谷精微，不断充养肾精；而脾的运化功能，又必须得到肾阳的温煦，才能健运。二是体现在津液代谢方面：脾运化津液，关系到人体津液的生成与输布，又须有肾阳的温煦；肾主水，主持全身津液代谢平衡，又须赖以脾的制约。脾肾相互协同，相互为用，以保证人体津液代谢正常。

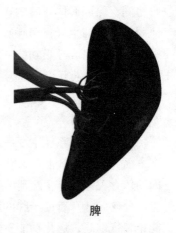

脾

### 腑与腑之间的关系

六腑以"传化物"为其生理特点，其主要表现在消化、吸收、排泄三个方面。因此，六腑之间的关系，也主要体现在对饮食的消化、吸收和排泄过程中的相互协作、相互为用的关系。

消化方面：由胃的腐熟、胆排泄胆汁、小肠的化物作用共同完成。

吸收方面：由小肠的泌别清浊以吸收水谷精微、大肠的传导以吸收水分来完成的。

排泄方面：由大肠的传导以排大便、膀胱的气化以排小便来完成的。

三焦是元气和津液运行的道路，参与了消化、吸收、排泄的整个过程。

总之，六腑以通为用，既分工又合作，相互协同，相互为用，共同完成消化、吸收和排泄功能。

# 五脏与"五行"

五行即金、木、水、火、土，分别代表五种属性，是一个抽象概念。在中医学里，也可用五行描述人体五脏的功能和关系。五行之间存在着相生相克的关系，五脏之间也有一定"生"与"克"的关系，而"生"与"克"还可以延伸到"四季"，要调养五脏，还可从"四季养生"的角度出发。

## 五行与人体五脏的对应关系

中医学里用五行描述人体五脏（心、肝、脾、肺、肾）的功能和关系，但这里的五脏也是一个功能概念，即藏象，并不限于具体的解剖上的五脏。藏象就是指人体的脏腑、经络、气血津液等的生理构成和生理功能，以及它们在运动变化中显露于外的生理、病理现象。藏象学说的特点是以五脏为中心，配合六腑，联系五体、五官、五态等，联结成为一个"五脏系统"的整体。

中医在使用"五行"来说明五脏功能时用的是比喻的方法。因为藏象系统是无形的，我们不能像描述一件器物一样向大家讲述它的形状、特点、功能，于是使用了比喻的方法，取大家熟悉的五种事物为比喻对象，借此向大家说明被比喻对象的形状、特点、功能。古人找到了金、木、水、火、土五种元素，借以比喻五脏。

### 肺为金，象征沉降、清肃、收敛

金属禀性庄重，外表冰冷，有肃降的特性；同时坚硬沉重，又有收敛的特性。五脏中的肺有清肃之性，以降为顺，故肺属金。

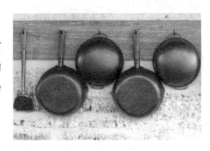

### 肝为木，象征生长、升发、柔和、条达舒畅

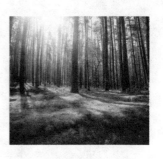

一棵大树枝叶繁茂，树干枝横交叉，有的笔直，有的弯曲，有的向上生长，有的向外生长。五脏中的肝，禀性喜条达疏通，不喜欢被抑制，表现出疏通开泄的功能特点，故肝为木。

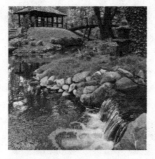

### 肾为水，象征寒凉、滋润、向下运行

一条溪流顺势而下，滋养着周围土地上的万物。五脏中的肾脏主水，调节津液代谢，又有藏精、濡润的作用，故肾为水。

### 火为心，象征温热、升腾、明亮

一堆篝火很温暖，火焰永远是向上升腾的，如果上面烧壶水，水汽蒸腾四溢，篝火的周围十分明亮。五脏中，心为阳，阳为热，温暖着全身各部位，它推行血液循行全身，故心为火。

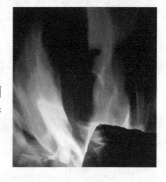

### 脾为土，象征生化、承载、受纳

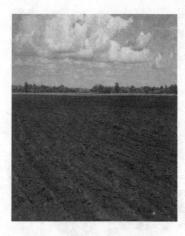

一方黄土禀性敦厚、朴实无华，它默默承载着万物，生化出各种食物供养着包括人在内的一切生物，可以说天下万物依土以存、赖土以活。五脏中脾的作用是运化水谷并提取营养物质，供养全身，它是气血生化之源，故脾为土。

这里以表格形式展示出五行与五脏的相互关系（表1）。

表1　五行与五脏关系表

| 五行 | 五脏 | 特征 |
| --- | --- | --- |
| 金 | 肺 | 肺主气，肺气宜清，如金属般铿锵有声 |
| 木 | 肝 | 肝的特性是怕郁结，要像树木般得到舒展 |
| 水 | 肾 | 生命的本源来自水，而肾属先天的本源 |
| 火 | 心 | 心推动气血，温暖全身各部位 |
| 土 | 脾 | 脾主运化，滋润身体，如大地孕育万物 |

## 五行的"生""克"关系

相生和相克是一对意义相反的概念。相生是指一事物对另一事物有促进、助长和资生的作用，相克是指一事物对另一事物的生长和功能具有抑制和制约的作用。相生和相克是自然界普遍存在的正常现象。无生则发育无由，无制则亢而为害，两者都很重要，不能总是认为相生即好，相克即坏。相生和相克，是不可分割的。没有生就没有事物的发生和成长；没有克，就不能保持事物发展变化的平衡与协调。

**五行相生：**金生水，金属过冷时会在表面凝结出水珠；水生木，因为水灌溉树木，树木便能欣欣向荣；木生火，因为火以木作燃烧的材料，木烧尽，则火会自动熄灭；火生土，因为火燃烧物体后，物体化为灰烬，而灰烬便是土；土生金，因为金属多藏于泥土石块之中。

**五行相克：**金克木，因为金属铸造的工具可锯毁树木；木克土，因为树根吸收土中的营养以补己用，土壤如果得不到补充便会削弱；土克水，因为土能防水；水克火，因为火遇水便熄灭；火克金，因为烈火能熔解金属。

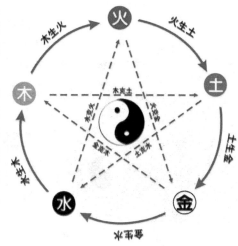

## 五行与五脏的"生""克"关系

中医五行学说，将看似毫不相干的五脏统一在一个体系中，并从生克关系中体现五脏相互之间的联系。如肝的健康，不但与心有关，且与脾、肺都有关系。同时，五脏再配以自然界中的五方、五色、五气，又配以人体的五官、五液、五体，将藏象五脏与外在自然联系到一起，体现人与自然的相互关系。

### 五行相生，说明五脏相互资生

木生火，即肝藏血以济心血；

火生土，即心阳可以温脾；

土生金，即脾运化水谷精微可以益肺；

金生水，即肺气清肃则津气下行以资肾；

水生木，即肾脏储精以滋养肝的阴血等。

### 五行相克，说明五脏相互制约

木克土，即肝气的条达，可以疏泄脾气的壅滞；

土克水，即脾的运化，可以防止肾水的泛滥；

水克火，即肾阴的上济，可以制约心阳亢烈；

火克金，即心火的阳热，可以制约肺金的清肃太过；

金克木，即肺的清肃下降，可抑制肝阳的上亢等。

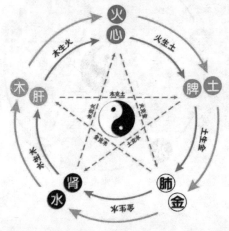

五脏相生的次序为：心生脾，脾生肺，肺生肾，肾生肝，肝生心。五脏相克的次序为：肝克脾，脾克肾，肾克心，心克肺，肺克肝。

## 五行与五脏的"传变"

根据五行学说，藏象五脏在生理上的相互联系，决定了它们在病理上也存在相互影响的关系。一脏的病变可以传至其他脏，中医将此称为"传变"，其依据就是五行的生、克、乘、侮关系。可分为相生关系的传变与相克关系的传变两类。

### 相生关系的传变

五脏相生的次序为：肝生心，心生脾，脾生肺，肺生肾，肾生肝。

"母病及子"是指疾病顺着相生次序传变，即母脏先病后按母子相生关系传到子脏。如肾属水、肝属木，水能生木，所以肾为母脏、肝为子脏。肾脏生病可以传给肝脏，这就是母及子。按照五行的相生关系，肝病传心，心病传脾，脾病传肺，肺病传肾。临床上常见的"水不涵木"病证就是由于肾阴不足，不能滋养肝阴，引起肝肾阴虚，阴虚则不能制阳，导致肝阳上亢。

"子病及母"是指疾病逆着相生次序的传变，即子脏先病，然后传给母脏。如肝属木，心属火，木能生火，故肝为母、心为子。逆着相生次序的传变有三类：一是"子病犯母"，即子实引起的母实病证；二是"子盗母气"，即子亢引起的母虚病证；三是"子不养母"，即子虚引起的母虚病证。

### 相克关系的传变

五脏相克的次序为：肝克脾，脾克肾，肾克心，心克肺，肺克肝。在五行中，相克有两种情况：一是"相乘"，二是"相侮"。五脏疾病按相克来推算的话，也有这两种情况，即顺着或逆着相克关系的传变。

相乘就是相克太过引起的疾病，它顺着相克次序传变。以肝和脾的关系为例，肝属木，脾属土，木能克

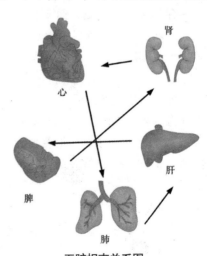

五脏相克关系图

土，故肝克脾。有两种情况可以导致肝脾相乘：一是肝气太旺，比正常的脾气高出许多，于是就出现了"太过相乘"现象；二是肝气并不旺，但由于脾太虚，肝气乘机大损脾脏，即"不及相乘"现象。

相侮就是所谓的反克致病，指疾病逆着相克次序传变。以肺和肝为例，肺属金，肝属木，金克木。如果肝气太过，或者肺气太虚，都会引起相侮，即肝克肺，临床上称为"木侮金"或"木火刑金"。

相乘或相侮都是相克的异常表现。《素问·六节藏象论》曰："……太过，则薄所不胜，而乘所胜也……不及，则所胜妄行，而所生受病，所不胜薄之也。"这段文字介绍了相乘、相侮形成的原因。五脏相生相克虽然是大原则，但不能生搬硬套，中医在这个大原则下更讲究辨证治疗。

## 五脏与四季养生

《黄帝内经·素问·上古天真论》将养生调摄的方法归纳为"法于阴阳，和于术数，饮食有节，起居有常"，也就是说，养生应做到适宜周围环境，避免外邪侵袭；锻炼身体，强壮体魄；节制饮食，注意起居；保养精神，保持精气充足。由此可见，养生贵在养神，要调养五脏也需顺应季节。中医认为，春养肝、夏养心、秋养肺、冬养肾，而脾则四季都能调养。

### 春养肝

春属木，其气温，通于肝，风邪当令，为四季之首。春天万物复苏、万象更新，人体新陈代谢也是最活跃的时期。这个时期由于风邪当令，人体易为风邪所伤，人体的抗病能力比较低，如果维生素、膳食纤维等摄入不足，不少人还会出现口舌生疮、牙龈肿痛、大便秘结等内热上火症状。

春季养生，尤其要注重肝脏的保养。春季养肝可以促进肝气疏泄，使人气血调和。中医认为，肝脏有藏血之功，《黄帝内经·素问·五脏生成》云："故人卧血归于肝，肝受血而能视，足受血而能步。"若肝血不足，易使两目干涩、视物昏花、肌肉拘挛。因此养肝补血，是春季养生的重中之重。

根据春温阳气生发、肠胃积滞较重、肝阳易亢以及春季瘟疫易于流行的特点，应逐步调整食物结构，减少高脂肪膳食，多摄入水果和蔬菜。饮食应以辛温、甘甜、清淡为主，可使人体抵抗风寒、风湿之邪的侵袭，健脾益气，减少患病。春季药膳养肝，常用的原料有：枸杞、猪肝、桑葚、女贞子等。

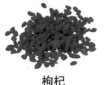   

枸杞　　　　　猪肝　　　　　桑葚　　　　　女贞子

## 夏养心

夏属火，其气热，通于心，暑邪当令；火邪炽盛，万物繁茂，内应心脏，心火旺盛，易胸闷，好发心悸。这一时期，天气炎热，耗气伤津，体弱者易为暑邪所伤而致中暑；人体脾胃功能此时也趋于减弱，食欲普遍降低，若饮食不节，贪凉饮冷，易致脾阳损伤，会出现腹痛、腹泻、食物中毒等脾胃及肠道疾病；又夏季湿邪当令，最易侵犯脾胃，令人患暑湿病症；夏季人体代谢旺盛，营养消耗过多，随汗还会丢失大量的水分、无机盐、水溶性维生素等。

古人认为心与夏季的关系最为密切。夏季三月（阴历四、五、六月，阳历五、六、七月），是万物繁荣的季节，天气下降，地气上腾，天地之气上下交合，植物开花结果，人们要晚睡早起，多去户外活动，使体内阳气能够向外宣发，这就是适应夏季、保护长养之气的道理。

夏季养生宜选清暑利湿、益气生津、清淡平和的食物；避免难以消化的食物，勿过饱、过饥；不宜过多食用生冷及冰镇的饮料及食物，以免损伤脾阳；不宜过食热性食物，以免助热生火；同时更应注意饮食卫生。夏季心阳最为旺盛，而夏热还会耗伤心阴，故夏季应注意滋养心阴。夏季药膳滋养心阴，常用的原料有：金银花、绿豆、薏米、鲫鱼等。

   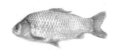

金银花　　　　绿豆　　　　　薏米　　　　　鲫鱼

## 秋养肺

秋属金，其气燥，通于肺，燥邪当令。秋季的主气是"燥"，燥邪为病的主要病理特点：一是燥易伤肺，因肺喜清肃濡润，主气司呼吸而与大气相通，外合毛皮，故外界燥邪极易伤肺和肺所主之地。二是燥胜则干，在人体，燥邪耗伤津液，也会出现一派干涸之象，如鼻干、喉干、咽干、口干、舌干、皮肤干裂，大便干燥、艰涩等。故无论外燥、内燥，一旦发病，均可出现上述津枯液干之象。

秋季饮食养生一般以滋润平补为中心，以健脾、补肝、清肺为主要内容，以清润甘酸为大法，寒凉调配为要。秋季各种水果及蔬菜大量上市，应注意不要过量食用，否则会损伤脾胃的阳气。同时，秋季气候凉爽，五脏归肺，适宜平补，宜生津润燥、滋阴润肺。不宜过量食用炸、熏、烤、煎等的食物。秋季药膳清肺润燥，常用的原料有：天冬、桔梗、菊花、梨等。

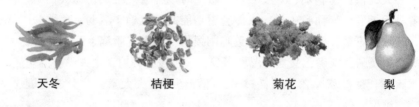

天冬　　　　桔梗　　　　菊花　　　　梨

### 冬养肾

冬属水，其气寒，通于肾，寒邪当令，易伤阳气。中医认为，"肾者，主蛰"，即肾为封藏之本，而肾主藏精，肾精秘藏，则使人精神健康，如若肾精外泄，则容易被邪气侵入而致疾病。且古语云："冬不藏精，春必病温"，即冬季没有做好"冬藏养生"，到春天会因肾虚而影响机体的免疫力，使人容易生病。这一时期，人体阳气偏虚，阴寒偏盛，阴精内藏，脾胃功能较为强健，故冬季饮食养生宜温补助阳，补肾益精。

这个时候，人体的生理功能趋于潜藏沉静之态，饮食养生应突出两个方面，一是注意通过膳食摄入高热量食物，提高耐寒能力；二是预防维生素缺乏症，因冬季新鲜水果、蔬菜较少，应注意适当进补。冬季药膳养肾藏精，常用的原料有：熟地黄、神曲、香菜、白萝卜等。

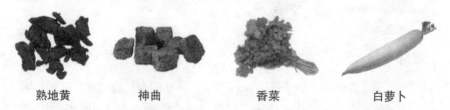

熟地黄　　　　神曲　　　　香菜　　　　白萝卜

# "五色"调五脏

在中医养生理论中，用青、赤、黄、白、黑五色来代表五行中的木、火、土、金、水，而五行有对应的五脏，自然，五脏也有了相应的"色彩"。根据五行学说，如今可简单地把自然界的五色，即青、赤、黄、白、黑分别对应不同的五脏，同时不同颜色的食物，其养生保健的功效是不尽相同的。

## 青色护肝

现代医学发现，青色食物中富含膳食纤维，可以促进胃肠蠕动，保持大便通畅，促进肠道正常菌群繁殖，改善消化系统，有效预防直肠癌的发生。青色药材和食物是人体的"清道夫"，其所含的各种维生素和矿物质，能帮助体内毒素的排出，更好地保护肝脏，还可明目，对老年人眼干、眼痛、视力减退等症状有很好的功效，如桑叶、菠菜。

中医认为，青色（含绿色和蓝色）入肝，青色食物具有疏肝、强肝的功能，是良好的人体"排毒剂"。另外，五行中青克黄（木克土，肝制脾），所以青色食物还能起到调节脾胃消化、吸收功能的作用。青色食物中含有丰富的 B 族维生素，而 B 族维生素已被证实是人体新陈代谢过程中重要的维生素，可有效地减轻肝脏的负担。青色食物还是钙的不错来源，对于一些正处在生长发育期或患有骨质疏松症的朋友，青色食物无疑是补钙佳品。

代表药材和食材：菠菜、苦瓜、青菜、枸杞叶等。

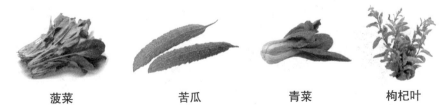

菠菜　　　　　苦瓜　　　　　青菜　　　　　枸杞叶

## 赤色养心

赤色食物是指外表呈红色的果蔬、"红肉"和红色药材。红色果蔬包括红辣椒、番茄、红枣、山楂、草莓、红苹果等。"红肉"指牛肉、猪肉、羊肉及其制品。现代医学发现，赤色食物中富含糖、多种维生素、番茄红素、胡萝卜素、氨基酸及铁、锌、钙等矿物质，能提高人体免疫力，有抗氧化的作用，可减少心肌细胞凋亡。

按照中医五行学说，赤色为火、为阳，故赤色食物进入人体后可入心、入血，大多具有益气补血和促进血液、淋巴液生成的作用。研究表明，赤色食物一般具有极强的抗氧化性，它们富含番茄红素、单宁酸等，可以保护心肌细胞，具有抗炎作用。如红辣椒等可促进血液循环，缓解疲劳，驱除寒意；红色药材如枸杞对头晕耳鸣、精神恍惚、心悸、健忘、失眠、视力减退、贫血、须发早白、消渴等老年人常见症状、疾病大有裨益。此外，赤色食物还能为人体提供丰富的优质蛋白和许多无机盐、维生素以及微量元素，能大大增强人的心脏功能。因此，经常适量食用一些赤色食物，对增强心脑血管活力、提高淋巴免疫功能有益处。

代表药材和食材：红枣、牛肉、红豆、草莓等。

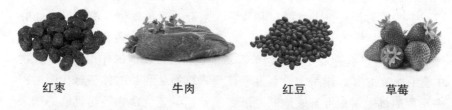

| 红枣 | 牛肉 | 红豆 | 草莓 |

## 黄色健脾

现代医学发现，黄色食物中富含维生素C，可以抗氧化、提高人体免疫力，同时也可延缓皮肤衰老、维护皮肤健康。黄色食物中的维生素D可促进钙、磷的吸收，有效预防老年人患骨质疏松症。黄色药材如黄芪是常用的补气药，适宜气虚体质的老年人使用。

五行中黄色为土，因此，黄色食物摄入后，其营养物质主要集中在中医所说的中土（脾胃）区域。黄色的食物有南瓜、玉米、黄豆、土豆、杏等，可提供优质蛋白、脂肪、维生素和微量元素等，常食对脾胃大有裨益。

此外，在黄色食物中，维生素 A、维生素 D 的含量均比较丰富。维生素 A 能保护胃肠道黏膜，可以预防胃炎、胃溃疡等疾病发生；维生素 D 有促进钙、磷吸收的作用，能起到壮骨强筋之功，因此生长发育期的青少年及患有骨质疏松症的老年人宜适量多食黄色食物。

代表药材和食材：黄芪、玉米、柠檬、木瓜等。

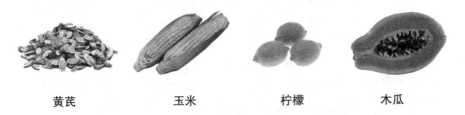

黄芪　　　　　　玉米　　　　　　柠檬　　　　　　木瓜

## 白色润肺

现代医学发现，白色食物中的米、面富含碳水化合物，是人体维持正常生命活动不可或缺的能量之源。白色食物中的白色蔬果富含多糖、皂苷等，能够提高肺的抗炎、抗氧化能力。白色药材中的白果有滋养、固肾、补肺之功，适宜用于肺虚咳嗽和肺气虚弱的老年人；百合有补肺润肺的功效，肺虚干咳久咳之人或痰中带血的老年人非常适宜使用。

白色在五行中属金，入肺，白色食物、药材偏重于益气行气。据研究，大多数白色食物，如百合和白萝卜等，其成分都比较丰富，经常食用既能消除身体的疲劳，又可促进疾病的康复。此外，白色食物还是一种安全性相对较高的营养食物。如白色食物中的肉类的脂肪含量要较红肉的低得多。特别是患高血压、心脏病、高脂血症、脂肪肝等的患者，食用白色食物会更好。

代表药材和食材：百合、白果、杏仁、白萝卜等。

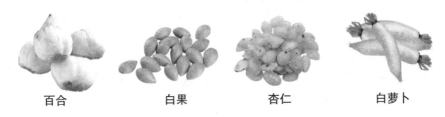

百合　　　　　　白果　　　　　　杏仁　　　　　　白萝卜

## 黑色固肾

现代医学发现，黑色食物含有多种氨基酸及丰富的微量元素、维生素和亚油酸等营养物质，可以养血补肾，有效改善虚弱体质，同时还能提高机体的自愈能力。同时，黑色食物富含的抗氧化成分能促进血液循环、延缓衰老，对老年人有很好的保健作用。

五行中黑色主水，入肾，因此，常食黑色食物更益补肾。研究发现，何首乌、黑米、黑芝麻、黑豆、黑木耳、海带、紫菜等黑色食物和黑色药材的营养价值和药用价值都很高，它们可明显降低动脉硬化、冠心病、脑卒中等疾病的发生率，对预防流行性感冒、支气管炎、咳嗽、慢性肝炎、肾病、贫血、脱发、头发早白等均有很好的效果。

代表药材和食材：何首乌、黑芝麻、黑木耳、紫菜等。

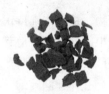

何首乌　　　　　黑芝麻　　　　　黑木耳　　　　　紫菜

# 五脏与"四性""五味"

调理五脏的目的是养生，使用药膳养生可按中药材和食物的性、味、功效进行选择、调配、组合。中医将中药材和食物分四性、五味。

## 中药材的"四性"

四性又称为"四气"，即温、热、寒、凉四种不同的药性。温性和热性中药材一般都具有温里散寒的特性，适用于寒证。寒性和凉性中药材多具有清热、泻火、解毒的作用，适用于热证。除"四性"外，中药材还有性质平和的"平"性。

温热性质的中药材包含了"温"和"热"两性，从属性上来讲，都是阳性的。温热性质的中药材有抵御寒冷、温中补虚、暖胃的功效，可以消除或减轻寒证，适合体质偏寒，如怕冷、手脚冰冷、喜欢热饮的人使用。温与热只在程度上有差异，温次于热。典型温热性质的中药材有黄芪、五味子、当归、何首乌、大枣、龙眼肉、鸡血藤、鹿茸、杜仲、肉苁蓉、淫羊藿、锁阳、肉桂、补骨脂等。

寒凉性质的中药材包含了"寒"和"凉"两性，从属性上来讲，都是阴性的。寒凉性质的药材有清热、泻火、解暑、解毒的功效，能解除或减轻热证，适合体质偏热，如易口渴、喜冷饮、怕热、小便黄、易便秘的人使用，或体质正常的人在夏季使用。如金银花可治热毒疔疮。寒与凉只在阴性程度上有差异，凉次于寒。典型中药材有金银花、石膏、知母、黄连、黄芩、栀子、菊花、桑叶、板蓝根、蒲公英、鱼腥草、淡竹叶、马齿苋、葛根等。

平性的中药材介于寒凉和温热性质的中药材之间，具有开胃健脾、强壮补虚的功效并容易消化。典型中药材有党参、灵芝、蜂蜜、莲子、甘草、银耳、黑芝麻、茯苓、桑寄生、麦芽、乌梅等。

## 中药材的"五味"

"五味"的本义是指中药材和食物的真实味道。辛、甘、酸、苦、咸是五种最基本的味道。此外，还有淡味、涩味。由于长期以来将涩附于酸，淡附于甘，以合五行配属关系，故习称"五味"。

"辛"能发散风寒、行气活血，治疗风寒表证，如风寒感冒发热、头痛身重。辛散热燥，辛味药食用过多易耗费体力，损伤津液，从而导致便秘、火气过大、痔疮等；阴虚火旺者忌用。典型中药材有薄荷、木香、川芎、茴香、紫苏叶、白芷、花椒、肉桂等。

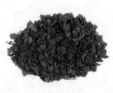

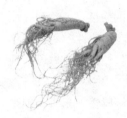

"甘"能补益、和中、缓急止痛。多食甘味药易发胖、伤齿；上腹胀闷、糖尿病患者应少食。典型中药材有人参、甘草、红枣、黄芪、山药、薏米、熟地黄等。

"酸"能收敛固涩、帮助消化、改善腹泻。多食酸味药易伤筋骨；感冒者勿食。典型中药材有乌梅、五倍子、五味子、山楂、吴茱萸等。

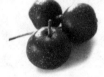

"苦"能清热泻火、降火气、解毒、除烦、通泄大便，还能治疗咳喘、呕恶等。多食苦味药易致消化不良、便秘、干咳等；体寒者不宜多食。典型中药材有黄连、白果、苦杏仁、大黄、枇杷叶、黄芩、厚朴、白芍等。

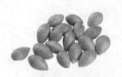

"咸"能泻下通便、软坚散结、消肿，用于大便干结，还可消除肿块等。多食咸味药易致血压升高、血液凝滞；心脑血管疾病、中风患者忌食。典型中药材有芒硝、鳖甲、牡蛎、石决明等。

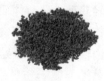

## 食物的"四性"

不管是食物还是中药材，其"四性"皆为寒、热、温、凉四种。能减轻或消除热证的食物，属寒凉性；能减轻或消除寒证的食物属温热性。此外，有些食物其食性平和，称为平性。表2列举了食物四性的对应特征与适应证、常见食物。

**表2　食物四性对应特征与适应证、常见食物表**

| 性质 | 特征、适应证与常见食物 |
|------|------------------------|
| 温热 | 多具有温补散寒、壮阳暖胃的作用 |
| | 适宜寒证或阳虚之人服食 |
| | 常见的温热食物有：生姜、葱白、大蒜、姜、韭菜、南瓜、羊肉、荔枝、龙眼肉、栗子、枣、核桃仁、鳝鱼、鲢鱼等 |
| 寒凉 | 具有清热泻火、滋阴生津的功效 |
| | 适宜热证或阳气旺盛者食用 |
| | 常见的寒凉食物有：西瓜、木瓜、梨、甘蔗、荸荠、菱角、绿豆、莲藕、芹菜、冬瓜、黄瓜、苦瓜、丝瓜、白萝卜、海带、鸭肉等 |
| 平性 | 大多具有营养保健作用 |
| | 适宜日常营养保健或者大病初愈后的营养补充 |
| | 常见的平性食物有：大米、玉米、红薯、芝麻、莲子、花生、黄豆、扁豆、猪肉、鸡蛋、牛奶、胡萝卜、白菜等 |

## 食物的"五味"

"五味"与"四气"一样，也具有阴阳五行的属性。《黄帝内经》中说："辛甘淡属阳，酸苦咸属阴。"《素问·藏气法时论》指出："辛散、酸收、甘缓、苦坚、咸软。"这是对五味作用的最早概括。中药学重要著作《本草备要》说："凡药酸者，能涩、能收；苦者，能泻、能燥、能坚；甘者，能补、能缓；辛者，能散、能润、能横行；咸者，能下、能软坚。"食物的五味也和药物一样，分别有收、降、补、散、软的效用。

**辛**：能散、能行，即具有发散、行气、活血的作用。辛味食物多用于促进血液循环和新陈代谢。《黄帝内经》载："辛以润之。"意思是说，辛味食物还有润养的作用。

**甘**：能补、能缓、能和，即具有补益、和中、缓急止痛、调和药性的作用。甘味食物多用于缓解疼痛、补气血。

**酸**：能收、能涩，即具有收敛、固涩的作用。酸味食物多用于增强食欲、帮助消化、促进吸收等。

苦：能泄、能燥、能坚。"能泄"的含义有三：一指苦能通泄；二指苦能降泄；三指苦能清泄。"能燥"指苦能燥湿。"能坚"的含义有二：一指苦能坚阴，即泻火存阴；二指坚厚肠胃。苦味食物有泻火解毒和化湿的作用，多用于清热泻火、除燥湿。

咸：能软、能下，即具有软坚散结、泻下通便的作用。咸味食物多用于滋肾通便。

《黄帝内经》就已明确指出："谨和五味，骨正筋柔，气血以流，腠理以密，如是则骨气以精。谨道如法，长有天命。"说明五味调和得当是身体健康、延年益寿的重要条件。大家在日常饮食中都离不开五味——酸、甜、苦、辣、咸的搭配食用，表3所示为食物五味的对应特征与常见食物。

### 表3　食物五味对应特征与常见食物表

| 味 | 特征与常见食物 |
|---|---|
| 辛 | 辛即辣味，辛味食物有发散、行气、活血等作用，但过多食用辣味食物易伤津液，积热上火 |
| | 常用的辛味食物有姜、葱、辣椒、韭菜、蒜等 |
| 甘 | 甘即甜，甘味食物有补益、和中、缓急止痛的作用，但过量食用会导致气滞、血压升高 |
| | 这类食物甚多，常见的有红糖、胡萝卜、玉米、牛奶、猪肉、牛肉等 |
| 酸 | 酸味食物有收敛、固涩的作用，但酸味容易敛邪，如咳嗽初起、急性肠火泄泻均当慎食 |
| | 常见的酸味食物有醋、番茄、橄榄、山楂等 |
| 苦 | 苦味食物有清热、泻火、燥湿、解毒的作用，但过量食用易引起腹泻，所以脾胃虚弱者宜审慎食用 |
| | 常见的苦味食物有苦瓜、茶叶、白果、猪肝等 |
| 咸 | 咸味食物有软坚、散结、泻下、补益阴血的作用，但过量食用会导致血行不畅 |
| | 盐、猪心、猪腰、紫菜、海带等都属于咸味食物 |

## 五味调五脏

### "酸"入肝——收敛固涩

酸味入肝。适当吃酸味食物可促进食欲，有健脾开胃的功效，并可增强肝脏功能，提高钙、磷元素的吸收。此外，酸味食物可促进血液循环，调节新陈代谢，预防动脉硬化、高血压的发生，还能缓解食积、消化不良、腹泻等疾病。酸味在烹调中能提味增鲜，并有爽口、解腻、去腥、助消化的作用。注意，酸味的东西也不能吃太多，否则易导致肝气过亢，进而克伤脾胃之气。

酸味中药材和食物对应肝脏，大体都有收敛固涩的作用，可以增强肝脏的功能。酸味中药材常用于盗汗、自汗、泄泻、遗尿、遗精等虚证，如五味子，可止汗止泻、缩尿固精。食用酸味食物可开胃健脾、增进食欲、消食化积，如山楂；酸味食物还能杀死肠道致病菌，但不能食用过多，否则会引起消化功能紊乱，导致胃痛等症状。

代表的酸味中药材、食物有：石榴皮、吴茱萸、浮小麦、五味子、山楂、乌梅、枇杷、橄榄等。

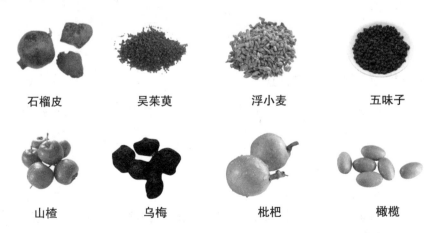

| 石榴皮 | 吴茱萸 | 浮小麦 | 五味子 |
| 山楂 | 乌梅 | 枇杷 | 橄榄 |

### "苦"入心——泻火燥湿

苦味入心。苦味食物可清热燥湿、泻火通便、利尿。营养学家认为，苦味食物含有的某种氨基酸，可促进胃酸分泌，增加食欲。有的苦味食物中含有茶碱和咖啡因，食用后能醒脑提神，恢复精力。苦味食物中的生物碱还有消炎退热、促进血液循环等药理作用。值得注意的是，苦味的东西吃太多，会导致脾气不得濡润，进而使胃部胀满。

苦味中药材和食物有清热、泻火、除燥湿和利尿的作用，与心对应，可增强心的功能，多用于治疗热证、湿证等证，但食用过量，也会导致消化不良。

代表的中药材、食物有：柴胡、骨碎补、白芍、绞股蓝、苦瓜、苦笋、栀子、茶叶等。

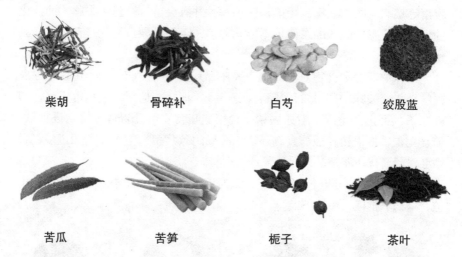

| 柴胡 | 骨碎补 | 白芍 | 绞股蓝 |

| 苦瓜 | 苦笋 | 栀子 | 茶叶 |

## "甘"入脾——补虚扶正

甘味入脾。中医认为，甘味入脾，有补养气血、健脾、补虚扶正的作用。在饮食中，甘味即甜味，可以起到去苦、去腥、矫味的作用。值得注意的是，甜味的东西吃太多，易导致心气烦闷、气逆作喘、颜面发黑，进而使肾气不能平衡。

甘味中药材和食物有补益、和中、缓急止痛、调和药性的作用，可以补充气血、和胃、缓解肌肉紧张和疲劳，也能中和毒性，起到解毒的作用。多用于滋补、缓和因风寒引起的痉挛、抽搐、疼痛，适用于虚证、痛证。甘味对应脾，可以增强脾的功能，但食用过多甘味会引起血糖升高、胆固醇增加等。

代表的中药材、食物有：锁阳、沙参、熟地黄、黄精、莲藕、丝瓜、茄子、羊肉等。

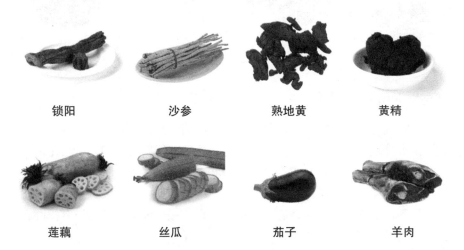

锁阳　　　　　　沙参　　　　　　熟地黄　　　　　黄精

莲藕　　　　　　丝瓜　　　　　　茄子　　　　　　羊肉

## "辛"入肺——发散行气

辛入肺，可发散、行气、活血，能刺激胃肠蠕动，促进消化液的分泌。部分辛味食物中的辣椒素能加快新陈代谢，具有减肥作用。辛味食物能促进血液循环，增加血管弹性，降低血管硬化的发生概率，有助于预防心血管疾病。值得注意的是，肝病禁辛，宜食甘；辛走气，辛伤皮毛，气病不宜多食辛。

辛味中药材和食物有宣发、发散、行血气、通血脉的作用，可以促进肠胃蠕动，促进血液循环，适用于表证、气血阻滞等病证。过量食用辛味会使肺气过盛，痔疮、便秘的老年人要少吃。

代表的中药材、食物有：红花、川芎、益智仁、肉桂、大蒜、洋葱、辣椒、花椒等。

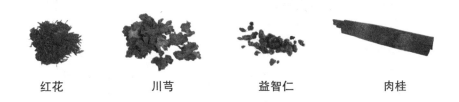

红花　　　　　　川芎　　　　　　益智仁　　　　　肉桂

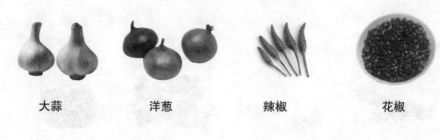

大蒜　　　　　洋葱　　　　　辣椒　　　　　花椒

## "咸"入肾——软坚泻下

　　咸味入肾，能软坚泻下，有调节人体体液渗透压平衡的作用，在呕吐、腹泻及大汗后，补充适量淡盐水，可防止体内电解质的失衡。由氯化钠等成分组成的食盐、酱油是常用的咸味调味剂。盐能杀菌、防腐，能维持人体的新陈代谢。值得注意的是，咸味的东西吃太多，会导致骨骼损伤、肌肉萎缩、心气郁结。同时，心病禁咸，宜食酸；咸走血，过咸伤血，血病不宜多食咸，多食令人渴。

　　咸味中药材和食物有通便补肾、补益阴血、软化体内肿块的作用，常用于治疗热结便秘等。当发生呕吐、腹泻不止时，适当补充些淡盐水可有效防止发生虚脱。心脏病、肾脏病、高血压的老年人不能多吃。

　　代表的中药材、食物有：牡蛎、鹿茸、蛤蚧、龟甲、海带、海参、蛤蜊、盐等。

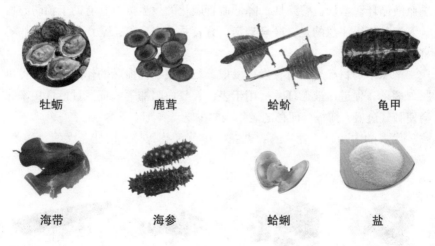

牡蛎　　　　　鹿茸　　　　　蛤蚧　　　　　龟甲

海带　　　　　海参　　　　　蛤蜊　　　　　盐

# 影响健康的"五劳""七伤"

在中医学里，有"五劳""七伤"之说，用来形容人的身体虚弱多病。那么，究竟什么是"五劳""七伤"呢?

## 五劳

《黄帝内经·素问·宣明五气篇》中认为"五劳"是指"久视伤血，久卧伤气，久坐伤肉，久立伤骨，久行伤筋"。

"久视伤血"，是指如果一个人长时间用眼视物（如看书、看电脑、看手机等），不但视力会下降，还会损伤肝之精血。

"久卧伤气"，是指人如果只躺卧不运动，人体内的气脉就运行不起来，就会伤及人的肺气。

"久坐伤肉"，其实伤的是脾。脾主身之肌肉，若老坐着的话，脾胃的运化功能受阻，容易导致肌肉瘦削，软弱无力。

"久立伤骨"，长期站立会导致关节疼痛、变形。又因肾主骨，如果老站着的话，就会伤及肾，腰部、腿部就会出现问题。

"久行伤筋"，筋包裹着关节，长期过度运动会导致关节屈伸不利。又因肝主筋，过分劳累和运动就会伤及肝脏，肝脏就会出现问题。

## 七伤

"七伤"是指"忧愁思虑伤心，大怒气逆伤肝，寒冷伤肺，大饱伤脾，房劳过度、久坐湿地伤肾，恐惧不节伤志，风雨寒暑伤形"。总的说来，这些均为诸虚百损之证。

"忧愁思虑伤心"，指一个人如果过于忧愁思虑，就会损伤心神。

"大怒气逆伤肝"，指一个人在大怒的时候对肝脏损伤很大，所以平常最好消消气，别和肝脏过不去。

"寒冷伤肺"，指大量喝冷饮，对肺气的伤害是很大的，而且也伤胃。

"大饱伤脾"，指一个人如果吃得过饱就容易伤脾，脾的运化功能不好了，就会伤及身体。

"房劳过度、久坐湿地伤肾"，指行房事频繁或者久坐湿地就会伤肾。肾藏精，房事过度就会伤害到肾脏，出现腰膝酸软的症状。

"恐惧不节伤志"，指一个人如果整天处于恐惧的状态下，就会伤及肾脏，从而影响一个人的志气。

"风雨寒暑伤形"，指一个人如果不根据气候变化来改变穿衣，那么对他形体的伤害是非常大的。

所以，每个人在日常的生活和工作中都要注意，不论是劳身还是劳心都要有节制，不可过度，要注意劳逸结合，调节神志和身心，这样才是正确的养生之道。预防"五劳""七伤"应顺应自然，多从饮食、生活起居上进行调整，如根据天气变化增减衣物、适当运动、不过饱过饥等。

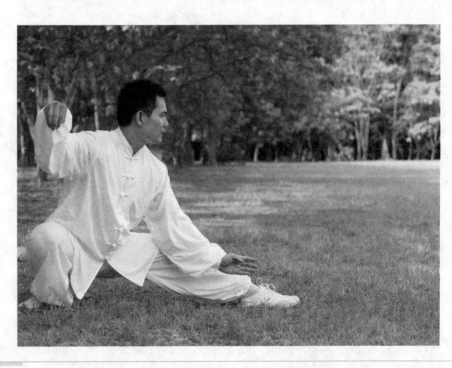

# 辨清体质，因人施膳

"药食相配，药借食力，食助药威"，使用药膳养生，具有很好的养生功效。药膳养生需根据个人体质的不同，从而选择适合自己的药膳。所谓体质，是指在人的生命过程中，在先天禀赋和后天获得的基础上，逐渐形成的在形态结构、生理功能、物质代谢和性格心理方面综合的、相对稳定的一些特征。

## 体质决定健康

体质的变化决定健康的变化。每个人的体质都具有相对的稳定性，但是在一定范围内也具有动态可变性、可调性，才使体质养生具有很好的实用价值。体质养生就是顺应体质的稳定性，优化体质的特点，同时改善体质不良变化和明显的偏颇，从而实现身心健康。

体质对我们的健康具有至关重要的影响，它可以影响我们得病之后身体的反应，以及疾病的治疗效果和预后转归，所以体质养生对我们每个人来说都非常重要。

## 养生还需分体质

一个人爱不爱生病、身体状况如何，是由体质决定的。体质分先天和后天，先天的体质是父母赋予我们的，我们无法改变，但后天的体质却是由我们自己掌握的。因此，我们要注重后天的体质养生；但并不是所有的人都适用于同一种养生方法，养生还需分体质。

人的形体有胖瘦、体质有强弱、脏腑有偏寒或偏热的不同。所受的病邪，也都根据每个人的形体、体质、脏腑之偏寒或偏热的不同而各不相同。病邪或成为虚证，或成为实证，或成为寒证，或成为热证。就好比水与火，水多了火就会灭，火盛了则水就会干涸，事物总是根据充盛一方的转化而变化。也就是说，不同的体质易患不同的疾病。养生要因人而异，有的放矢，体现个人差异，绝不能所有的人都按照相同的方法进行养生保健。

# 体质的分类及特点

了解了什么是体质之后，本节分别介绍了平和体质、气虚体质、阴虚体质、阳虚体质、气郁体质、痰湿体质、血瘀体质、湿热体质、特禀体质这九种体质的特点，以便读者进行自测。

## 平和体质

平和体质是一种健康的体质，其主要特征为：阴阳、气血调和，体形匀称健壮，面色、肤色润泽，头发稠密有光泽，目光有神，鼻色明润，嗅觉通利，唇色红润，不易疲劳，不易生病，生活规律，精力充沛，耐受寒热，睡眠良好，饮食较佳，二便正常。此外，性格开朗随和，对于环境和气候变化的适应能力较强。平和体质者饮食应有节制，营养要均衡，粗细搭配要合理，少吃过冷或过热的食物。

## 气虚体质

气虚体质是由于人体气虚而导致的以体弱、脏腑功能低下为主要特征的体质状态。其主要特征为：元气不足，肌肉松软不实，平素语音低弱，气短懒言，容易疲乏，精神不振，易出汗，舌淡红，舌边有齿痕，脉弱，易患感冒、内脏下垂等病。此外，性格内向，不喜冒险，不耐受风、寒、暑、湿邪。气虚体质者平时应多食用具有益气健脾作用的食物，不吃或少吃荞麦、柚子、菊花等。

## 阴虚体质

阴虚体质是指人体精血或津液亏损的体质状态。其主要特征为：口燥咽干，手足心热，体形偏瘦，鼻微干，喜冷饮，大便干燥，舌红少津，脉细数，易患虚劳、不寐等病，感邪易从热化。此外，性情急躁，外向好动、活泼，耐冬不耐夏，不耐受暑、热、燥邪。阴虚体质者平时应多食鸭肉、绿豆、冬瓜等甘凉滋润之品，少食羊肉、韭菜、辣椒等燥烈之品。

## 阳虚体质

阳虚体质是指人体的阳气不足，身体出现一系列阳虚症状的体质状态。其主要特征为：畏寒怕冷，手足不温，肌肉松软不实，喜热饮食，精神不振，舌淡胖嫩，脉沉迟，易患痰饮、肿胀、泄泻等病，感邪易从寒化。此外，性格多沉静、内向，耐夏不耐冬，易感风、寒、湿邪。阳虚体质者平时可多食牛肉、羊肉等温阳之品，少吃或不吃生冷、冰冻之品。

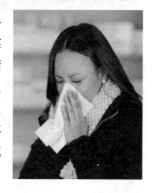

## 气郁体质

气郁体质者的病根在于气不顺，主要是情志不畅所导致的，大都性格内向不稳定，敏感多虑。常表现为：神情抑郁，忧虑、脆弱，形体瘦弱，烦闷不乐，舌红，苔薄白，脉弦，易脏躁、抑郁等。此外，气郁体质者对精神刺激适应能力较差，不适应阴雨天气。气郁体质者宜多食一些行气解郁的食物，如佛手、橙子、陈皮等，忌食辛辣食物、咖啡、浓茶等刺激品。

## 痰湿体质

痰湿体质者脾胃功能相对较弱，气血津液运行失调，导致水湿在体内聚积成痰。其主要特征为：体形肥胖，腹部肥满，面部皮肤油脂较多，多汗且黏，胸闷，痰多，口黏腻或发甜，喜食肥甘厚腻之味，苔腻，脉滑，易患消渴、中风、胸痹等病。此外，性格偏温和、稳重，多善于忍耐，对梅雨季节及潮湿环境适应能力差。痰湿体质者平时应多食健脾利湿、化痰祛痰的食物。

## 血瘀体质

血瘀体质者全身的血脉通畅程度较差，总体特征为：血行不畅，如肤色晦暗、舌质紫暗或有瘀点、口唇暗淡、舌下络脉紫暗或增粗、易产生包块等；形体胖瘦均有，常见消瘦；容易心烦易怒、抑郁、健忘；两胁疼痛，皮肤干燥，脱发，女性常见月经不调、子宫肌瘤等症，同时不耐受寒邪。对于血瘀体质者，应多食活血化瘀、温补气血的食物。

## 湿热体质

湿热体质是以湿热内蕴为主要特征的体质状态。常表现为：面垢油光，易生痤疮，口苦口干，身重困倦，大便黏滞不畅或燥结，小便短黄；男性易阴囊潮湿，女性易带下增多；舌质偏红，苔黄腻，脉滑数，易患疮疖、黄疸、热淋等病；此外，容易心烦气躁，对夏末秋初湿热气候或气温偏高环境较难适应。长期心烦气躁，会使肝气不舒，进而损伤脾胃，降低脾胃代谢水湿的能力，会明显加重湿热聚集。湿热体质者平时应多食清热祛湿的食物。

## 特禀体质

特禀体质也就是过敏体质，属于一种有偏颇的体质类型。其主要特征为：常见哮喘发作、长风团、咽痒、鼻塞、打喷嚏等；常呈垂直遗传，具有先天性、家族性特征；先天性禀赋异常者或有畸形，或有生理缺陷。此外，特禀体质者对外界环境适应能力差，饮食起居应避免接触过敏原，加强体育锻炼。

# 气虚体质的特征速查

气虚体质的人容易感到乏力、精神不振、食欲也不振。这是由于一身之气不足，而导致体弱、脏腑功能低下。气虚体质的人肺脏功能和脾脏功能相对弱一些。

## 气虚体质的特征描述

**总体特征**：元气不足，气虚体质者若患病则诸症加重，或伴有气短懒言、咳喘无力；或食少腹胀、大便溏泄；或脱肛、子宫脱垂；或心悸怔忡、精神疲惫；或腰膝酸软、小便频多，男子滑精早泄，女子白带清稀。

**形体特征**：面色苍白，形体消瘦或偏胖，肌肉松软不实。

**常见表现**：语声低怯，易乏力，精神不振，常自汗出，心悸食少，舌淡苔白，舌边有齿痕，脉象虚弱。

**对外界适应力**：不耐受风、寒、暑、湿邪。

## 气虚体质的形成原因

①母亲怀孕时摄入营养不足，妊娠反应强烈、持久，不能进食。

②大病、久病之后，元气大伤。

③长期过度用脑，劳伤心脾。

④长期从事重体力劳动或者职业运动。

⑤长期形神过劳。

⑥长期节食。

⑦常服清热解毒的中药或抗生素类西药，也会导致或加重气虚。

⑧长期七情不畅、肝气郁结。

## 气虚体质脏腑功能的弱点

气虚体质者在脏腑功能上，表现为肺脏和脾脏相对较弱。脾是生气之源，肺是主气之枢，脾肺功能相对不足容易造成气虚。气虚的人说话多语声低怯，呼吸气息轻浅；对环境适应能力差，遇到气候变化、季节转换易感冒；胃强脾弱，食欲好，食速快，这是胃强能吃，但每饭后腹胀明显，易疲乏，这就是脾虚，所以难以消化；气虚者还常头晕，血压偏低；因为气虚不提劲儿，常会疲倦、怠惰、无力。

## 气虚体质饮食调养要领

气虚体质者在饮食调养方面需要多加注意。平时可以多吃一些具有健脾、益气、补虚、补血功效的食物、中药材。另外，还要注意少吃耗气的食物、中药材。

①气虚体质者宜常吃一些健脾、益气的食物，如南瓜、胡萝卜、玉米、土豆等，可补中益气、健脾益胃。

②菌菇类如银耳、草菇、平菇，具有补脾开胃、益气安神、增强免疫力、促进人体新陈代谢等功效，适合气虚体质者食用。

③牛肉、鸡肉、鲢鱼、鳝鱼、红枣、桂圆等食物性温，有补中益气的功效，气虚体质者宜食。

④红糖、人参、黄芪等具有补气补血、健脾暖胃的功效，既能补气，也能补血，气虚体质者食用尤为适宜。

⑤气虚体质者在日常饮食中应该尽量少吃或者不吃破气、耗气、生冷寒凉、油腻、辛辣的食物。

# 适宜气虚体质的食物、中药

人参
补气调养圣品

黄芪
益气补虚的常用药

冬虫夏草
补气调养佳品

党参
益气补气常用药

山药
健脾、益气的好食材

红枣
补血益气、增强体质

桂圆
养血滋阴、养颜益气

板栗
养胃健脾、补气强腰

猪肚
补虚益气、健脾胃

乌鸡
滋阴补肾、养血益气

黄豆
益气补虚的优选食材

小米
健脾补气佳品

# 不适宜气虚体质的食物

**山楂** 山楂能破气消食，但气虚体质者不宜吃破气之物。此外，山楂健胃，而气虚体质者本就胃强脾弱，故不宜食用，否则会加重病情。

**薄荷** 气虚体质者肌表不固，腠理疏松，易出汗，风邪乘虚而入易致病。薄荷发汗解表，解表和固表是一个相反的概念，气虚体质者食用薄荷后会加重出汗，对其健康极为不利。

**萝卜缨** 萝卜缨是行气破气之品，而气虚体质者平素有气短懒言、"气不够用"等现象，若食用萝卜缨会加重气虚症状，对身体健康极为不利。

**芥菜** 芥菜是温热性质的食物，食用后易生痰助火，肺气虚者平素咳嗽无力，食用芥菜后会加重症状。

**苦瓜** 苦瓜性寒味苦，易耗气下气，多食易损脾败胃，故脾胃虚寒、慢性胃肠炎患者应少食或不食。气虚体质者脏腑、脾胃功能较弱，食用苦瓜会加重脾胃不适症状。

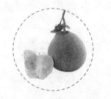

**柚子** 柚子性寒，脾虚泄泻的人食用会加重腹泻，气虚者体质偏寒，不宜食用。柚子中含有一种活性物质，对肠道的部分消化酶有抑制作用，气虚者脏腑功能较弱，食用后会加重病情。

# 阴虚体质的特征速查

阴虚体质者先天禀赋不足，加之后天调养不当，久病不愈就容易造成阴虚体质。肾在中医的五行中属水，当人体内肾水不足时，身体就会干燥。每个脏器都需要"工作、运动"，如果缺少了肾水的滋润，就易生内热。

## 阴虚体质的特征描述

**总体特征：** 阴液亏少，阴虚体质者以口燥咽干、手足心热等虚热表现为主要特征；或伴有干咳少痰、潮热盗汗；或心悸健忘、失眠多梦；或腰酸背痛、眩晕耳鸣、男子遗精、女子月经量少；或胁痛、视物昏花。

**形体特征：** 体形偏瘦，容易面颊泛红或发热，皮肤偏干，易生皱纹。

**常见表现：** 手足心热，口燥咽干，鼻微干，喜冷饮，大便干燥，舌红少津，脉细数。

**对外界适应力：** 耐冬不耐夏，不耐受暑、热、燥邪。

## 阴虚体质的形成原因

①先天不足。母亲阴血不足可能会导致子代阴液虚少。

②长期心情压抑不舒展。因为情绪不能正常发泄，长期以来会郁结而化火，火就会在身体内部燃烧、消耗阴液。

③心脏功能不好。长期心脏功能不好，或高血压患者服用利尿药过多，都会导致或加重阴虚。

④女性特殊的生理功能。月经或生产时失去的大量血液，都属于阴血范围。血属于阴，女性一生长期消耗阴血也容易形成阴虚体质。

⑤长期发热。某些慢性疾病如果表现为长期发热，患者就易于在热退之后出现阴虚。汗为阴液，发热时不停地出汗最易导致人体阴液耗伤。

## 阴虚体质脏腑功能的弱点

　　心为君主之官。对于人体，如果心火保持在正常的范围内，那么脏腑就会顺安，人体阴阳平衡。如果心火过旺，那么阳火便会妄动，致人的阴液易耗易损，所以阴虚体质者内火大。

　　阴虚则内热，若阴液亏虚，无力制约阳气，人体就会出现阳气偏盛的虚热状态。阴虚阳亢就会伤肾水，引起肾水不足等症状，造成血液亏虚。每个脏器都需要"工作、运动"，如果缺少了肾水的滋润，就容易生热。

## 阴虚体质饮食调养要领

　　①阴虚体质者可以在日常饮食中多吃一些富含水分的水果，如西瓜、梨、阳桃等，能解渴生津，解暑热烦躁；但也不是任何水果都可以多吃，樱桃、桂圆、荔枝、榴梿等水果是温热水果，所以要少吃或者尽量不吃。

　　②阴虚体质者可以在日常饮食中多吃一些解热除烦的蔬菜，如生莲藕、冬瓜、丝瓜、苦瓜等。生莲藕非常适合阴虚内热的人食用，在夏天用来榨汁，可补脾健胃、生津解热。蒜、韭菜等燥热食物，会损耗体内津液，就不宜食用。

　　③大多调味料都不适合阴虚体质者食用，如花椒、茴香、辣椒等温热、辛辣的食物。

　　④菊花、板蓝根、罗汉果、百合、玉竹等中药是比较适合阴虚体质者食用的，有滋阴清热的功效。

# 适宜阴虚体质的食物、中药

**枸杞**
养血补气的滋阴佳品

**冬瓜**
滋阴清热、祛暑化湿

**黄精**
补气养阴、益肾

**麦冬**
养阴生津、润肺清心

**沙参**
清肺化痰、养阴润燥

**玉竹**
滋阴清热的常用药

**西洋参**
滋阴、益气、补虚的圣品

**燕窝**
滋阴强身的滋补佳品

**银耳**
滋阴润肺、美容养颜

**鸭肉**
滋阴补虚、益气强身

**牡蛎**
滋阴益肾的优选食材

**干贝**
滋阴补肾、调中下气

# 不适宜阴虚体质的食物

**羊肉**

羊肉是温热燥性食物，阴虚体质者体内阳气偏盛，易出现便秘、口渴干枯等症。若食用羊肉，极易加重阴虚的症状。

**韭菜**

韭菜性温热，过食会加重内热，从而加重阴虚体质者的烦躁、出汗、口渴等症状。韭菜含草酸，会与体内的钙反应，导致钙的流失，还易导致骨质疏松的症状。

**桂皮**

桂皮性热，过食易上火，易积热生燥，出现热证等。阴虚体质者阴液不足，体内津液枯少，有内热生火的表现，食用后会加重其症状。

**花椒**

花椒性味辛热，有小毒，过食易上火，易助痰生热。花椒具有一定的燥性，阴虚体质者食用花椒后会耗损阴液，加重阴虚症状。

**大蒜**

大蒜性温，过食大蒜会加重内火，且食蒜后口中易产生异味，导致口臭。阴虚体质者有口干、口渴、口臭的现象，食后会加重其症状。

**辣椒**

辣椒性热、味辛，阴虚体质者过食辛热食物，易耗损津液，加重阴虚的症状。辣椒所含的辣椒素可使心跳加快、循环血液量增多、血压升高，不适合阴虚体质者食用。

# 阳虚体质的特征速查

阳气来源有二：一为人体禀受父母的先天之气，二为后天自身脾胃运化的水谷精气。当某一方出现偏盛或偏衰时，人体的平衡也会被打破。阳气是人体生命活动最基本的物质。如果阳气亏虚就会引起人体生理活动减弱和衰退，导致身体御寒能力下降。

## 阳虚体质的特征描述

**总体特征：** 阳虚体质者往往阳气不足，以畏寒怕冷、手足不温、易出汗、精神不振、睡眠偏多等虚寒表现为主要特征。

**形体特征：** 肌肉松软不实。

**常见表现：** 男性多表现为疲倦怕冷、四肢冰冷、唇色苍白、少气懒言、嗜睡乏力、遗精；女性常常会有白带清稀、容易腹泻、排尿次数频繁、性欲衰退等多种表现。

**对外界适应力：** 耐夏不耐冬，易感风、寒、湿邪。

## 阳虚体质的形成原因

①遗传。先天禀赋和家族的遗传与阳虚体质的形成是密切相关的。

②父母结婚晚。由于各种原因，父母结婚晚，生育太晚，这个也有可能导致下一代形成阳虚体质。

③怀孕时吃太多凉的东西。民间常言道"产前一盆火，产后一盆冰"，意思是大多数妇女在产前虚火内旺，而产后阳虚体寒。因此，很多妇女在怀孕的时候吃太多寒凉的东西，不仅会对胎儿造成影响，而且自身有可能形成阳虚体质。

④幼儿时期服用太多药物。如果在幼儿时期经常用过量的抗生素、激素以及清热解毒的药物，易损伤人体阳气，就有可能会形成阳虚体质。

⑤饮食习惯不合理。有很多人平时喜欢吃过多的冷饮、冰冻的水果，尤其是在炎热夏季，常食冰冷之物会让体内阳气受到损耗，从而可能形成阳虚体质。

⑥性生活太频繁。过度的性生活，纵欲过度，会使元阳消耗过多，就会导致阳虚体质。

## 阳虚体质脏腑功能的弱点

阳虚体质者由于体内寒气过重，阳损及阴，造成阴阳两虚，也会导致上火。其病机主要为寒气过重造成肾阳虚弱，各脏器功能下降，气血两亏。肾阳虚衰，时间长了，人们就会肌肉松软不实，身体易肿胀。另外，寒气如果积累到一定的程度，就会侵入经络，造成气滞血瘀，从而影响到气血的运行，可能诱发各种反复发作且难以治愈的病症。

## 阳虚体质饮食调养要领

①阳虚体质者宜吃一些温补壮阳的水果，如荔枝、榴梿等。荔枝具有很强的温补作用，其含有非常丰富的糖分，具有补充能量、缓解疲劳等多种功效，但是食用荔枝也不能过量。榴梿具有滋阴壮阳、活血散寒、健脾补身等多种功效。榴梿中富含的膳食纤维还能促进肠蠕动。榴梿性热，可活血散寒，缓解痛经，也适合受痛经困扰的女性食用。

②阳虚体质者可吃些温热补阳的食物，如羊肉、牛肉、生姜、韭菜等，可以暖胃、补阳气。冬天的时候，阳虚者可以适量多喝一些羊肉汤，能够改善手脚冰冷、体虚等不良症状，缓解阳虚现象。

③阳虚体质者可在膳食中加一些温热的调味料，如花椒、桂皮、生姜等，会使味道更加鲜美，也能改善阳虚体质。

④阳虚体质者不宜食用苦瓜、丝瓜、芹菜、竹笋等凉性蔬菜。

# 适宜阳虚体质的食物、中药

茴香
补肝温肾、理气消炎

艾叶
利水祛湿、散寒止痛

虾
壮阳补肾的优选食材

羊肉
益气壮阳、温肾暖胃

鹌鹑
温中益气、补益身体

韭菜
壮阳固精、养阳益肾

洋葱
暖胃健脾、开胃消食

生姜
温热驱寒、扶元固本

花椒
温中健脾、暖胃除湿

辣椒
散寒祛湿、消食益气

香菜
壮阳益肾、温中散寒

酒酿
温阳益气、暖身健脾

# 不适宜阳虚体质的食物

**苦瓜**

苦瓜味苦，过量食用易引起恶心、呕吐等症。苦瓜性凉，多食易伤脾胃，而阳虚体质者畏寒怕冷，食用后不利其病情恢复。

**黄瓜**

黄瓜性凉，胃寒者食之易致腹痛泄泻。阳虚体质者肾阳不足，畏寒怕冷、四肢不温，食后会加重腹痛、腹泻的症状。

**马齿苋**

马齿苋含钾多，食后会加重肾脏的负担，阳虚体质者肾阳不足，食后会加重病情。马齿苋性寒凉，阳虚体质者多数有脾胃虚弱、大便泄泻等症状，故不宜食用。

**香椿**

香椿性寒凉，能清热解毒，阳虚体质者食后会加重其阳虚的表现。香椿为发物，食之易诱使痼疾复发，慢性疾病患者应少食或不食。

**西瓜**

西瓜性寒凉，过食易腹痛、腹泻，食后会加重阳虚症状。

**冬瓜**

冬瓜性寒，阳虚体质者脾胃虚弱、腹泻便溏，食后会加重症状。阳虚体质多数见于女子，阳虚女性月经来潮期间和痛经时不宜食用冬瓜，食后会加重阴液耗伤和痛经。

# 气郁体质的特征速查

人体之气是人的生命活动的根本和动力。生命活动的维持，必须依靠气的运行。当气不能外达而结聚于内时，便会"气郁"。中医认为，气郁多由忧郁烦闷、心情不舒畅所致。长期气郁会导致血液循环不畅，严重影响健康。

## 气郁体质的特征描述

**总体特征：**气机郁滞，气郁体质以神情抑郁、忧虑脆弱等气郁表现为主要特征。

**形体特征：**形体瘦者为多。

**常见表现：**神情抑郁，情感脆弱，烦闷不乐，舌质红，苔薄白，脉弦。面色发黄、无光泽。气机郁结明显者，面发青黄，经常叹气。

**对外界适应力：**对精神刺激适应能力较差，不适应阴雨天气。

## 气郁体质的形成原因

①先天禀赋。

②长期情志不舒。遇到一些不顺心的事，如在家庭、工作、生活或人际关系等方面受到挫折，长期得不到排解，郁闷在心而引起的气机郁滞。

③幼年时的打击，如父母的离异，或寄人篱下，或父母的早亡，或自信心备受打击等。人在心理发育不是很成熟的时候，受到生活打击，若得不到适时调整就容易气郁。

## 气郁体质脏腑功能的弱点

肝脏调和气血，在人体中的作用非常重要，因此肝脏一旦出现问题，便会严重影响人体其他器官的健康。中医理论中有"肝气条达，心平气和"的说法，肝气条达顺畅，人才能精力旺盛，心平气和，与人交往亲和友善。如果肝郁气滞，则容易心生怒火，心情不畅。

肝主疏泄，气机如果得不到疏泄的话，就会"气闭"。气闭就会引起很多的病理变化，譬如出现水肿、瘀血、女子闭经等症状。人有七情五志，也就是喜、怒、悲、恐、思等，这些情志的抒发也要靠肝脏功能正常才得以维持。

气郁体质的女性月经前会有比较明显的乳房胀痛和小腹胀痛。有的女性在月经前症状特别明显，不小心碰到上述部位的皮肤都会感觉疼痛，这给气郁体质的女性带来了很大的困扰。

## 气郁体质饮食调养要领

①水果类如橙子、柑橘等可疏肝理气，适合气郁体质者食用。柑橘的皮以陈者为佳，陈皮理气健胃、燥湿化痰，用来泡水喝，对气郁体质者很有好处。

②气郁体质者还可吃洋葱、白萝卜等理气解郁、调理脾胃的食物。洋葱可健胃宽中。白萝卜的种子、鲜根、叶均可入药，可下气消积。生白萝卜含淀粉酶，能助消化，对于气郁体质者也有一定的食疗作用。

③大麦、高粱等五谷杂粮对于气郁体质者有一定的作用。大麦益气和中、平胃止渴，而高粱可温中利气。煮粥时可加入适量的杂粮，能有效改善气郁体质。

④中药对于调理气郁体质有一定的作用，如佛手、香附、柴胡等。佛手具有珍贵的药用价值，具有理气化痰、止呕消胀、舒肝健脾、和胃等多种药用功能。香附可理气解郁、调经止痛，对于女性因为气郁导致的月经不调和痛经，都有一定的改善作用。

# 适宜气郁体质的食物、中药

柴胡
和解表里、疏肝升阳

香附
理气解郁、调经止痛

郁金
行气化瘀、清心解郁

佛手柑
理气和胃、化痰止咳

砂仁
化湿健脾、下气止痛

玫瑰花
舒肝解郁、调经止痛

小麦
清热润燥、促进代谢

荷兰豆
温中下气、止呕降逆

丝瓜
解暑除烦、清凉利尿

橘子
消食解郁、止咳润肺

柚子
清热解郁、消食开胃

黄花菜
清热利湿、止血消炎

# 不适宜气郁体质的食物

**浓茶**　浓茶可加速心率，增加排尿，使心、肾负担加重。浓茶含咖啡因，气郁体质者易失眠，饮后不利睡眠。

**冰淇淋**　冰淇淋是生冷食物，女性气郁体质者长期气滞，容易导致月经不调、经前期综合征等，食后易加重上述病症，出现痛经。

**杨梅**　杨梅对胃黏膜有刺激作用，并且其富含果酸，可使蛋白质变性，影响消化吸收，而气郁体质者常常脾胃生理功能变差，食用杨梅后更不易消化吸收。

**草莓**　草莓性寒凉，气郁体质者因气滞时间过长而出现血液循环不畅、血瘀等现象，食后会加重。草莓过食会助生痰湿，气郁体质者食后会加重痰湿。

**柠檬**　柠檬的酸性成分较多，胃溃疡患者、胃酸分泌过多者及龋齿患者和糖尿病患者忌食。气郁体质者多数因为脾胃功能较差而发生气机郁结，食用柠檬后不利其气郁缓解。

**南瓜**　南瓜是温性食物，性偏壅滞，气郁体质者气机郁滞，食后会加重其气郁的症状。

# 痰湿体质的特征速查

痰湿是指体内的气血津液运化失调，或外界水湿侵袭入体，在体内异常积聚、停留的状态。脾为后天之本，负责运化人体的水谷精微，从食物中摄取养分输送到全身各处，是人体气血生化的来源。脾功能不足不能正常代谢体内的水湿，是造成痰湿体质的重要原因。

## 痰湿体质的特征描述

**总体特征**：痰湿凝聚，痰湿体质以形体肥胖、腹部肥满、口黏、舌苔白腻等痰湿表现为主要特征。

**形体特征**：体形较肥胖，腹部肥满且松软。

**常见表现**：头发、额头或者鼻子老是油油的，容易出汗，皮肤表面黏腻，胸闷，痰多，身重不爽，喜食肥甘厚腻之物，舌胖大，舌苔白腻，大便正常或不实，小便微混浊，脉滑。

**对外界适应力**：对梅雨季节及潮湿环境适应能力差。

## 痰湿体质的形成原因

①所处自然环境或工作环境潮湿，都会使外界的湿邪侵犯人体而致病。

②婴幼儿期家长喂养不当，营养过剩，造成孩子疳积或肥胖而未及时调理。

③饮食不节、暴饮暴食，嗜食肥甘油腻、过甜过咸、生冷寒凉的食物，给脾胃运化造成巨大的负担，进而损伤脾胃，同时产生大量的痰湿积聚在体内无法排出。

④三餐不规律，不吃早餐、熬夜、吃夜宵都会损伤脾胃，加重痰湿停聚。

## 痰湿体质脏腑功能的弱点

中医认为，痰的产生主要与肺、脾两脏有关。如肺失肃降，可出现咳喘、卧不平等症。当风邪或寒邪侵肺，肺的功能下降，使肺内的津液凝聚成痰。脾主运化，即从食物中消化摄取营养并运送至全身各处。如果湿邪侵犯人体，或思虑过度、劳倦及饮食不节，都能伤脾而使其失去运化功能，造成水湿内停凝结成痰。脾胃功能的下降会影响气血的化生，使人感觉疲劳、困倦。

## 痰湿体质饮食调养要领

①随着生活条件的改善，很多人已经习惯了大鱼大肉、精米白面，殊不知，正是过多的细粮造成了体内的痰湿，要想改善体质，必须多食粗粮，如玉米、小米、红米、紫米、高粱、大麦、燕麦、荞麦、红薯、土豆、山药、黄豆、绿豆、红豆、黑豆、芸豆、蚕豆等。

②可多吃健脾利湿、化痰祛痰的食物，如荸荠、紫菜、海蜇、白果、大枣、扁豆、赤小豆、蚕豆、薏米、山药、鲫鱼等，也可多吃提升阳气、促进气血循环的食物，如茼蒿、洋葱、白萝卜、薤白、香菜、生姜等。

③尽量不吃肥甘厚味及酸性、寒凉、生涩的食物，因为它们会损伤脾胃，

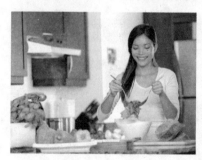

加重体内痰湿生成。痰湿体质者不宜饮白酒，但可每天喝少许红酒，有利于活血理气，改善身体的代谢功能，还可调节血糖、血脂，但过量饮酒对肝、脾、肾等脏腑都会造成巨大的损伤。痰湿体质者夏秋季节不可大量吃水果，否则会加重体内痰湿瘀滞。

# 适宜痰湿体质的食物、中药

### 茯苓
利水渗湿、补中健脾

### 泽泻
健脾渗湿、化浊降脂

### 荷叶
消暑利湿、健脾升阳

### 玉米须
清热解暑、利尿消肿

### 白茅根
清热解毒、凉血止血

### 赤小豆
健脾利湿、清热解毒

### 杏仁
润肠通便、止咳平喘

### 芹菜
润肠通便，提高免疫力

### 冬瓜
利水消肿、清热解毒

### 鲤鱼
健脾益肾、止咳平喘

### 黄豆芽
清热利湿、消肿除痹

### 海带
消痰软坚、泄热利水

# 不适宜痰湿体质的食物

**动物油**

动物油富含胆固醇和饱和脂肪酸，两者可结合沉积在血管内皮，形成脂质斑块。痰湿体质者多数肥胖，血管本身所承受的压力极大，脂质斑块的形成会使管腔变窄，恶化病情。

**动物内脏**

动物内脏的胆固醇含量极高，痰湿体质者容易肥胖，易患高血压、高脂血症等心脑血管疾病，若食用含胆固醇高的食物，无疑会增加其患病的风险。

**糯米**

糯米中碳水化合物和钠的含量很高，体重过重、患糖尿病或其他慢性病者不宜多食。痰湿体质者多数肥胖，还易患高血压、高脂血症等，故不宜食用。

**石榴**

石榴性质温热，且含糖量高，痰湿体质者一般都较为肥胖，多食易增加体重，而引发多种疾病。

**枇杷**

枇杷味甘酸，有收敛作用，对痰湿体质者而言，体内水液代谢不畅、气血津液运化失调，致使津液集聚，此种情况宜化痰而不宜收痰。

**甲鱼**

对痰湿体质者而言，主要是体内气血津液运行失调、水液代谢不行，致使津液积聚，而津液遇温宜行，遇寒则凝，甲鱼性寒，吃了不利津液运行，故痰湿体质者不宜食寒凉食物。

# 血瘀体质的特征速查

血瘀体质者全身的血脉通畅程度较差，容易发生血脉瘀滞、阻塞，表现为皮肤及黏膜颜色暗紫或发青，皮肤干燥瘙痒，易出现结节或包块等。血瘀体质可由血虚、阳虚、气虚、气滞、寒凝等因素所致。

## 血瘀体质的特征描述

**总体特征：**血行不畅，血瘀体质以肤色晦暗、舌质紫暗、易产生包块等血瘀表现为主要特征。

**形体特征：**胖瘦均有，常见消瘦。

**常见表现：**肤色晦暗，色素沉着，容易出现瘀斑，口唇暗淡，舌暗或有瘀点，舌下络脉紫暗或增粗，脉涩，两胁疼痛，皮肤干燥，脱发，女性常见月经不调、子宫肌瘤。

**对外界环境适应能力：**不耐受寒邪。

## 血瘀体质的形成原因

①情绪抑郁，容易紧张，性格内向，有不顺心的事都埋在心里，肝气郁结日久，阻碍气血的运行。

②在饮食上嗜食肥甘厚味的食物，或饮食过咸，或饮水不足，均能使血液变得过分黏稠，容易导致气血运行不畅。

③气虚、阳虚体质者，推动血液运行的功能比较弱，导致气血运行迟缓或瘀积，进而形成血瘀体质。

④长期生活在寒冷环境中，容易造成血行迟缓、血液凝滞。

⑤长期缺乏运动锻炼，人体之气不得生发，气血运行迟缓。

⑥外伤或疾病造成大量失血，导致气血两虚、体质衰弱，继而血瘀。

## 血瘀体质脏腑功能的弱点

肝主疏泄、藏血、升发,具有条达气机、调畅情志的功能。当肝的功能正常时,人体气血运行流畅,就像春天的树木一样生机勃勃;而情志不遂或外邪侵袭,导致肝气郁滞,其疏泄功能不能正常发挥,人就会出现情绪抑郁或急躁,胸胁胀闷,周身有走窜的疼痛感。气为血之帅,肝郁气滞,日久不解,血液没有气的推动,必然会导致瘀血内停,造成血瘀体质。

肝主藏血,为妇女经血之源,肝血瘀滞,瘀血积于血海,阻碍经血下行,则出现痛经、经血色暗、血块多,经量少,甚至闭经。舌质紫暗或有瘀斑,脉涩,都是血瘀的表现。

血瘀体质者通常不耐风寒,因为气血运行不畅,自身产生的热量较少,加上营卫之气不足,对外界寒邪、风邪的抵御能力就特别差。皮肤得不到充足血液的濡养,会造成皮肤干燥、脱屑、瘙痒。

## 血瘀体质饮食调养要领

①韭菜、洋葱、大蒜、桂皮、生姜等性温,适合阳虚伴有血瘀体质者在冬季气候寒冷时食用;生藕、黑木耳、竹笋、紫皮茄子、芸薹菜、魔芋等性凉,适合血瘀体质伴有湿热、阴虚内热者在夏秋气候炎热时吃。

②菌菇类如木耳、银耳等,具有养肝和血、促进身体新陈代谢、改善血液循环的作用,因此也很适合血瘀体质。

③鱼、虾、螃蟹等虽性偏寒凉,但有助于补益气血、改善血瘀体质。海参有很好的滋补作用,对于血瘀体质伴有消瘦、皮肤干燥者有较好的调理效果。

④山楂、柑橘、红糖、糯米酒、红葡萄酒、玫瑰花、茉莉花可活血化瘀、补血、疏肝理气,适宜女性血瘀体质者调补身体,改善痛经、经血色暗、血块多、月经推迟等症状。

# 适宜血瘀体质的食物、中药

当归
活血补血、调经止痛

桃仁
活血祛瘀、润肠通便

红花
活血通经、散瘀止痛

川芎
活血祛瘀、祛风止痛

益母草
活血祛瘀、调经消肿

丹参
活血通经、祛瘀止痛

三七
活血化瘀、消肿定痛

赤芍
行瘀止痛、凉血消肿

月季花
活血调经、消肿解毒

延胡索
行气止痛、活血散瘀

李子
活血祛瘀、滑肠利水

红糖
缓中止痛、活血化瘀

# 不适宜血瘀体质的食物

**鸡蛋黄**　鸡蛋黄富含脂肪酸，血瘀体质者过食会加重肝脏的负担。鸡蛋黄胆固醇含量极高，过食易引发心脑血管疾病。

**牛肝**　牛肝的热量高、胆固醇含量高，过食易引发心脑血管疾病，而血瘀体质者有血瘀、血凝不通的现象，吃牛肝显然对其健康不利。

**肥肉**　肥肉甘厚而腻滞，对气滞、气虚等所致血瘀体质者来说，食后会加重其症状，常食易致血液黏稠，患肥胖症。

**蟹黄**　蟹黄胆固醇含量较高，血瘀体质者过多食用胆固醇含量较高的食物易引起动脉粥样硬化。

**柚子**　柚子性质寒凉，而血瘀体质者本来就因气滞、气虚而导致血液运行不畅，若食用大量的寒凉性质的水果，无疑会加重血瘀体质者血液凝滞的现象。

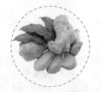

**生姜**　生姜性温味辛，由于血瘀体质者血液运行不畅，有可能聚集生热，即有内热的症状，如皮肤干燥、烦躁口渴等，食用生姜后会加重其症状。

# 湿热体质的特征速查

湿热体质的人经常感觉肢体沉重，午后有明显的燥热、疲劳感；面垢油光，易生痤疮；牙齿比较黄，牙龈、口唇比较红；大便异味重，臭秽难闻；小便经常呈深黄色；女性带下色黄，外阴异味大、经常瘙痒等。

## 湿热体质的特征描述

**总体特征**：湿热内蕴，湿热体质以面垢油光、口苦、苔黄腻等湿热表现为主要特征。

**形体特征**：形体中等或偏瘦。

**常见表现**：面部常有不清洁、灰暗的感觉，如面色发黄、发暗、油腻；皮肤较容易生痤疮，多数是脓包质，或者皮肤常出现化脓性炎症；常常感到口苦和口臭，偶尔会有泛酸的现象；伴有呼吸费力或气不够用的现象，让人难受得透不过气，甚至缺氧；小便赤黄。

**对外界适应力**：对夏末秋初湿热气候的潮湿或气温偏高环境较难适应。

## 湿热体质的形成原因

①先天禀赋不足。个人的身体素质，受其父母家人的影响非常大。父母有饮食不节、不良生活习惯的，其精子、卵子质量都较差，在孕期也不能给孩子提供良好的发育环境与全面合理的营养素供给，使孩子在成长过程中体质出现偏颇。

②吸烟、过量饮酒、熬夜，这三者都会直接导致湿热体质的形成。

③长期情绪压抑，致肝气不舒，从而损伤脾胃，影响脾胃运化代谢水液的能力，再借酒浇愁，会明显加重湿热聚集。

④长期生活、工作在湿热环境下易造成湿热体质。

## 湿热体质脏腑功能的弱点

中医上将湿热分为脾胃湿热和肝胆湿热，虽然是同因致病，但是两者之间还是有明显的区别。脾胃湿热者会伴有脘腹痞闷、呕恶、厌食、肢体困重、大便溏泻、小便短赤不清，或面目肌肤发黄、色鲜明如橘子、皮肤发痒，身热起伏、汗出而热不解等表现，舌红，舌苔黄腻，脉濡数；而肝胆湿热会伴有胁肋胀痛、口苦纳呆、呕恶、腹胀、大便不调、小便短赤，或身目发黄、寒热往来、阴囊潮湿、睾丸肿胀、热痛，或带下黄臭、外阴瘙痒等症状，舌红，舌苔黄腻、脉弦滑数。

## 湿热体质饮食调养要领

①湿热体质饮食应以清热祛湿、健脾和胃、清肝利胆为主。饮食要清淡，应常吃甘寒、甘平的食物，如绿豆、赤小豆、鲫鱼、空心菜、苋菜、芹菜、黄瓜、冬瓜、藕、西瓜等，但应注意用量和搭配，不可太过，因为

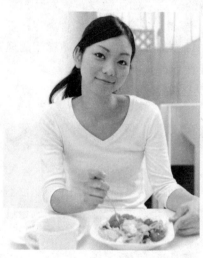

吃太多寒凉食物会损伤脾胃、凝滞气血，反而不利于代谢体内的湿热。湿热体质的人夏秋季节或湿热较重引起不适时，可以适当喝些凉茶。

②应戒烟戒酒、少吃辛温助热的食物，如火锅、烧烤、油炸食物和羊肉、狗肉、鳝鱼、韭菜、生姜、芫荽、辣椒、胡椒、花椒、荔枝、龙眼、榴梿、番石榴等。许多湿热体质的人有身体沉重、精神不济、疲劳感强的感觉，但一定不可盲目进补，否则反而会加重湿热。

# 适宜湿热体质的食物、中药

**金银花**
清热解毒、疏散风热

**菊花**
祛风除湿、消肿止痛

**黄芩**
清热燥湿、泻火解毒

**黄连**
清热解毒、解暑降火

**莲心**
清心去热、清暑除烦

**栀子**
清热泻火、凉血止血

**绿豆**
清热解毒、解暑降压

**鲫鱼**
健脾开胃、利水除湿

**生菜**
清热安神、清肝利胆

**茭白**
利尿止渴、消暑止烦

**苦瓜**
清心明目、消炎退热

**黄瓜**
除湿利尿、降火清心

# 不适宜湿热体质的食物

**羊肉**

羊肉辛温易助热，湿热体质者食后会加重其症状。食用羊肉后会增加心血管系统的压力，湿热体质者易出现头身困重、心情烦躁、口渴恶心等症，食后对健康不利。

**牛肉**

牛肉含蛋白质较为丰富，过食不利于消化、吸收。对于湿热体质者而言，由于其脾脏的运化功能低下，导致体内的水分积聚于体内而出现湿证，食牛肉对其不利。

**猪腰**

猪腰也叫猪肾，其胆固醇含量较高，过食容易导致高脂血症。对于湿热体质者来说，肥胖者较多，其血压、血脂一般都高于正常人，若食用无疑会加重其症状。

**猪心**

猪心胆固醇含量较高，湿热体质者体形一般较为肥胖，若此时还食用胆固醇含量高的食物，会大大增加心脏的负担，容易出现心脑血管疾病，对健康不利。

**咸鱼**

咸鱼一般用粗盐腌制，高钠饮食会导致体内水钠潴留，增加患高血压风险，对湿热体质者心血管系统不利。另外，在咸鱼的腌制过程中会形成亚硝酸盐，食后可能会引起消化道病变。

**白酒**

白酒是温热、燥性的饮品，饮用后容易使血管扩张，血压升高，对湿热体质者来说，过度饮用白酒对其不利，长期饮白酒还会导致肝硬化。

# 特禀体质的特征速查

特禀体质是由于禀赋不足或遗传因素造成的特殊体质。特禀体质者过敏后常有鼻塞、流鼻涕或流眼泪等症状；皮肤被抓时会出现明显的抓痕，或者周围皮肤泛红；容易出现腹痛、恶心、呕吐、腹泻等症状。特禀体质包括过敏体质和先天禀赋异常。

## 特禀体质的特征描述

**总体特征：** 先天失常，以生理缺陷、过敏反应等为主要特征。

**形体特征：** 过敏体质者形体一般无特殊；而先天禀赋异常者可能有畸形或生理缺陷。

**常见表现：** 过敏体质者常见哮喘、荨麻疹、咽痒、鼻塞、打喷嚏等；患遗传性疾病者有垂直遗传、先天性、家族性特征；患胎传性疾病者具有母体影响胎儿个体生长发育及相关疾病特征。

**对外界环境适应能力：** 适应能力差，如特禀体质者对易致过敏的季节适应能力差，易引发宿疾。

## 特禀体质的形成原因

当父母气血阴阳不足或有偏颇之时，这些气血阴阳不足或偏颇就可通过生殖之精传递给后代，使后代出现先天禀赋不足的特禀体质。简单地说，先天禀赋决定了体质的主要状况，就像生命的初稿，尽管经过后天的反复修改，表面可能发生了变化，实质却变化不大，而特禀体质就是先天不足而形成的。

## 特禀体质脏腑功能的弱点

从中医角度看，过敏的原因多与虚证有关，有先天和后天之分。特禀体质有一定的遗传性，也就是我们常说的先天体虚，这个多与"肾虚"有关。

## 特禀体质饮食调养要领

①特禀体质者饮食宜清淡、均衡，粗细搭配适当，荤素配置合理，在排除过敏原的前提下，多吃些益气固表的食物。益气固表的中药里效果最好的是人参，其次还有防风、黄芪、山药、太子参等。

②特禀体质者可以适当地多吃一些糯米、羊肚、燕麦、红枣、燕窝、泥鳅。

③特禀体质者应少食蚕豆、白扁豆、牛肉、鲤鱼、虾、蟹、茄子、辣椒，少喝酒、浓茶、咖啡等辛辣品及腥膻发物和含致敏物质的食物。

# 适宜特禀体质的食物、中药

### 白术
健脾益气、燥湿利水

### 白芷
祛风燥湿、消肿止痛

### 薄荷
疏风散热、清咽利喉

### 款冬花
润肺下气、化痰止嗽

### 甘草
清热解毒、祛痰止咳

### 糯米
补中益气、健脾养胃

### 蜂蜜
润肠通便、健脾益胃

### 花生
凝血止血、增强记忆力

### 胡萝卜
健脾和胃、补肝明目

### 花菜
清热解渴、利尿通便

### 羊肚
补虚健脾、补中益气

### 金针菇
补肝益胃、健脑益智

# 不适宜特禀体质的食物

**荞麦** 荞麦含有致敏物质荞麦素，食后易引起特禀体质者发生过敏反应，如打喷嚏、流眼泪、咳嗽等。

**鹅肉** 鹅肉是典型的发物，特禀体质者食用鹅肉过敏后手腕、腰间和膝弯里易出现红疹子，奇痒无比。要想避免发生过敏，就要避开鹅肉。

**虾** 特禀体质的人群，多数对虾过敏，因虾中含过敏的异种蛋白和过量组胺，易造成过敏。

**螃蟹** 多数特禀体质者食螃蟹会过敏，从而出现过敏症状，有的不会在当时发生反应，而是过段时间才会出现急性荨麻疹等皮肤疾病，或出现呼吸系统和消化系统疾病。

**蚕豆** 有蚕豆症的特禀体质者食用蚕豆后会发生溶血反应，从而出现贫血、黄疸、缺氧等症状，严重威胁生命，故应避免食用蚕豆。

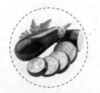

**茄子** 对于吃茄子出现单纯性过敏的特禀体质者，可以在医生指导下尝试少量地接触过敏原，让机体逐渐适应。

# 第二章

# 老中医教你调养心脏

●《黄帝内经》认为，心是如同君主一样具有主宰全身作用的器官，人的一切精神活动都是由它产生的。心为神之居、血之主、脉之宗，它的功能、情况表现于面部，它的属性为阳中之太阳，与夏气相通，在五行属火，配合其他脏腑功能活动，起着主宰生命活动的作用。故说『心者，君主之官』。

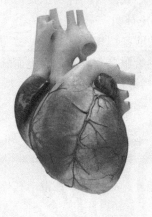

# 心脏的生理功能

## 认识心脏的生理功能

心居于胸腔左侧、膈膜之上，为"君主之官"，其生理功能有两个方面：即主血脉与主神明。

**心主血脉：**主，主宰；血脉，指血液和脉管。心主血脉，包括主血和主脉两部分，是指心具有推动血液在脉管内运行以营养全身的功能。全身的血都在脉中运行，依赖于心脏的搏动而输送至全身，发挥其濡养作用。脉为血之府，是人体血液运行的通道。

《黄帝内经》所言"心主身之血脉"和"心者……其充在血脉"，是针对心脏、脉和血液所构成的一个相对系统而言。"心"占据着身体的主导地位，"心"的搏动是血液运行的根本动力，对血液运行起决定性作用。

**心主神明：**《黄帝内经》说"心藏神"。神明主要指精神和意识，这些功能由心主持和体现，所以说心主神明。

心主神明的功能与心主血脉功能密切相关，血液是神明活动的基础。意识活动虽然源自脑，但其能量供给源自心脏。故心主血脉的生理功能正常，则心主神明功能强，人才能精神振奋、思维敏捷，反之则失眠、多梦，甚至发狂、昏迷等。

## 了解心脏的功能表现

除了主血脉和主神明两大功能外，心在志、在液、在体和在窍的四大功能表现如下。

**心在志为喜：**藏象学说认为，外界信息引起人的情志变化，是由五脏的生理功能所化生，故把喜、怒、思、忧、恐称作"五志"，分属于五脏。

心在志为喜，是指心的生理功能和精神情志的"喜"有关。喜，一种对外界信息的心理反应，是属于良性的刺激，有益于心主血脉等生理功能。从心主神明的生理功能状况来分析，有太过与不及的变化。一般说来，心主神明的功能过亢，则使人嬉笑不止；心主神明的功能不及，则使人悲伤。

心在液为汗：汗液，是津液通过阳气的蒸化后，从汗孔排出的液体。由于汗为津液所化生，血与津液又同出一源，因此有"汗血同源"之说；而血又为心所主，故有"汗为心之液"之称。汗出太多则心慌的现象，也证明了这一点。

心在体合脉，其华在面：体即五体，脉是指血脉。心合脉，即指全身的血脉都属于心。心气的强弱、心血的盛衰，可从脉象反映出来。心合脉，成了切脉的理论依据之一。

中医学认为，内在脏腑的精气盛衰、功能强弱，可以显露在体表组织器官上，称为荣华外露。五脏各有其华。心，其华在面，是说心的生理功能以及气血的盛衰是否正常，可以显露于面部色泽的变化上。所以望面色常作为判断心脏气血盛衰的方法。若心的气血旺盛，则面色红润有光泽。若心脏发生病变，气血受损，则常在面部有所表现。例如，心的气血不足，可见面色㿠白、晦滞；心血瘀阻，则面部青紫；心火亢盛，则面色红赤；心血暴脱，则面色苍白或枯槁无华。

心在窍为舌："窍"原意为孔洞，即孔窍，在中医学理论中，用来说明脏腑与体表官窍之间的内在联系，亦属于中医学整体观念的一部分。窍主要指头面部五个器官，即鼻、目、口、舌、耳，包括七个孔窍，习惯上称为七窍。另外，前阴和后阴亦称为窍，故又有九窍的说法。虽然五脏六腑居于体内，官窍居于头面、体表，但脏腑与官窍之间存在着密切联系。这种联系不仅表现在生理方面，而且在病理方面也相互影响。

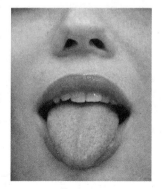

心开窍于舌，是指舌为心之外候。舌主司味觉，主表达语言。心的功能正常，则舌质柔软，语言清晰，味觉灵敏；若心有病变，可以从舌上反映出来。故临床上常通过观察舌的形态、色泽的变化，来判断心的病理变化。

# 心脏养生法

## 从养神，话养心

### 养心宜先养神

因为心主神明，所以养心首先要养神。据《黄帝内经》讲："得神者昌，失神者亡。"情绪稳定则畅，反之则滞。因此，从养生的角度看，"神补"尤显重要。神补应以不伤精神、调摄好七情为要。

所谓神补，就是通过愉悦精神，使大脑皮质血管舒张，中枢及自主神经系统功能协调，内分泌正常，从而促进身体健康。神补也可叫作养神，其作用是任何药物、营养品所不能替代的。养神的范围很广，方法也很多。医学专家认为，养神应因人制宜。只要选择自己喜欢的形式，无论做什么，只要能使心情舒畅，就有利于心理健康。在此原则下，养神要注意做到以下几个方面。

其一，培养良好的兴趣爱好，是养神的最佳方式。孙思邈在《千金翼方·养老大例》中说："养老之要，耳无妄听，口无妄言，心无妄念，此皆有益老人也。"眼耳是神气接受外界刺激的主要渠道，其功能受神气的主宰和调节。目清耳静，则神气内守而心不劳；若目弛耳躁，则神气烦劳而心扰不宁。要做到抑目静耳，就要用高雅的兴趣爱好，或琴棋书画，或种花养鸟，来陶冶自己的志趣。有了高雅的志趣，精神有所寄托，自然有利于养神健身。

其二，养成健身锻炼的好习惯，也是养神的一种方式。夏季早晨，进行适度的、力所能及的体育锻炼，如打太极拳、舞剑、慢跑、散步，会使人进入一种忘我的境界，使人体产生"快乐素"，既能增强体质，又能调整情绪。

其三，注重社交、讲究仪容，也是养神的一项重要的内容。退休之后，应有意识地参加一些社交活动，与他人交流思想，获得信息。老来讲究仪容，不仅可使人外表显得年轻，心理也会随之年轻，从而产生一种积极的情绪，驱走心中的忧伤感，对促进身心健康极为有益。

其四，适应社会环境，调整自身心态，也是养神的一项重要的措施。切莫用传统的眼光去看待社会发展，要不断地学习，更新观念，努力去适应变化的社会环境；在家庭中，不要搞家长作风，注意平等待人，无须事必躬亲，大事要清楚，小事可糊涂。

其五，顺应四时，养神养心。四时气候的变化，使万物形成了生、长、收、藏的自然规律。人体寓于自然之中，只有与四时的变化相适应，才能保持清静内守的状态，正所谓"精神内守，病安从来"。

## 每天笑一笑，有益心脏健康

中国有句俗语叫"笑一笑，十年少"。笑可增进健康，可使人长寿。美国洛马林达大学神经心理学家李·伯克博士研究发现，笑能调节血压、胆固醇水平，从而降低心脏疾病的发病风险。现在，很多医生都意识到精神心理因素在心脏病发病过程中的重要作用。美国马里兰大学医学院的一项研究发现，看15分钟喜剧，可以给人带来45分钟的外周血管松弛和血流量增加。多笑笑对心脏病患者有利，这是因为对心脏病患者来说，保持愉快的心情，能让脉搏和缓跳动，血压值维持正常。因此，多笑可以降低心脑血管疾病的发病率。

研究人员表示，人体大脑处于快乐情境时，如笑的时候，会让脑中某种激素释放出来，从而诱发愉悦的感觉，同时能降低脉搏跳动频率及血压值；而生气和不友善的情绪则会使血管收缩。此外，这种激素负责将愉快的感觉往体内传递，进而促进各器官组织运行顺畅，有助于对抗疾病，还可使人常葆青春、快乐、健康。

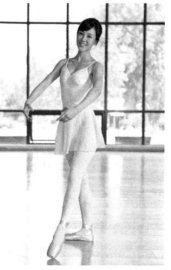

需要注意的是，过喜的异常情志也可能损伤心脏，导致一些精神、心血管疾病的发生，如产生心慌、心悸、失眠、多梦、健忘、多汗、胸闷、头晕、头痛、心痛等症

状，严重者还可危及人的生命，如大喜时情绪激动造成脑卒中甚至死亡，中医称之为"喜中"。

所以，为了保证心脏的健康，哭也好，笑也好，都不宜过度，每天适当地笑一笑，同时维持平和稳定的情绪才更有益心脏健康。

## 以按摩方法养护心脏

### 疏通心经保养心脏

手少阴心经起着维护心脏功能的作用。因此，经常拍打一下两臂的手少阴心经，可畅通经络，预防疾病的产生。手少阴心经位于上肢的内侧后缘，拍打时不用定准穴位，大致沿着经络的走向拍打即可。

此外，手少阴心经的穴位中有不少穴位都可以起到调节神志、缓解情绪的作用，想保持好心情、有个好心脏，不妨多按摩以下几个穴位。

**少冲穴：**位于小指指甲桡侧下缘，距指甲角0.3厘米，靠无名指侧的边缘上。经常按摩能够改善失眠、心悸的状况，平复紧张或焦虑的情绪。

**少府穴：**位于人体的手掌面，第四、第五掌骨之间，手握掌时小指尖对着的位置。少府穴是心经气血聚集的位置，经常按摩此穴可以清热去火。气血亏虚的人常按有补益的效果，气血过盛的人常按有泻火的效果。

**灵道穴：**位于前臂内侧，腕横纹上5厘米，常揉能减缓心跳速度，使气血舒缓、和谐，平静心神。

**少海穴：**屈肘时，位于肘横纹内侧端与肱骨内上髁连线的中点处。心肾不交的人燥热、睡眠浅，按摩少海穴能使人的气血平和，使心肾相交。

**极泉穴：**位于腋窝正中，腋动脉搏动处。用大拇指点按极泉穴，拨动里面的小筋时手指就会发麻，说明心血充盈、心经通畅。如果只痛而不麻，就是心血管有瘀积的表现。如果不痛也不麻就是心气血严重亏虚了，需及时补养心气血。

按摩心经上的这几个要穴，能调节心脏血液循环状况，从而达到补益心气血的效果。

### 每日按摩腋窝可养心

日常生活中，常按一按腋窝能养心、护心，预防心脏疾病的发生。这是因为，腋窝位于心脏与上肢间血管和神经的通路上，是动脉、静脉、淋巴结的集合处。常按捏腋窝可使人舒筋活络，调和气血，保持心脏的活力与健康。

具体的操作方法：自我按摩时，左右臂交叉于胸前，左手按右腋窝，右手按左腋窝，运用腕力，带动中指、食指、无名指有节律地轻轻捏拿腋下肌肉 3~5 分钟，早晚各 1 次，切忌用力过大。

## 按摩手指帮你养心

人常说，养生要先养心。养心可以定志，让机体更强健。下面为大家推荐一种养心的中医按摩手法，一起来学习一下吧。

两手掌心相对，两手的十指指面相接触，然后用力对按。这个方法主要是刺激十指指面。此外，在日常活动中，用十指轻叩桌子或自己的大腿也不错，既能愉悦心情，又达到了保健养生的目的。

两手十指交叉，用力相握。然后翻腕至掌心向外、向前展。做这个动作时，将两手用力前伸，它不仅拉伸了十指、掌骨的筋骨，而且有效地刺激了经外穴——八邪穴。八邪穴共有八个，在手背相邻掌骨头之间。八邪穴对治疗脑卒中后遗症中的握拳不展和手痉挛引起的握拳不展有奇效，对心脑的保健作用也是相当明显的。

通过手法按摩手指通经，能起到开胸散气、解郁强心的作用。若常将以上方法作为日常功课，那么拥有强健的心脏也就在你的掌握之中了。

## 按摩脚底、锻炼足部以养护心脏

人体器官在脚底都有相对应的反射区。有针对性地进行脚底按摩，可有效地促进全身血液循环，增强内脏排毒功能，从而有效地消除身体疲劳，养护心脏。下面介绍一些按摩脚底和锻炼足部的常用养护心脏之法，大家可自行选择。

方法一：每天晚上睡前用拳头敲击脚底。具体做法是，以脚掌为中心，有节奏地进行敲打，以稍有疼痛感为度，每只脚敲100次左右。

方法二：①双腿站立，双腿足跟抬起，足尖着地，站5秒钟；再用足跟着地，足尖抬起，站5秒钟。这是一组动作，主要是锻炼足部关节的跖屈、背伸能力。②在地板上放一块毛巾，用脚趾去抓，这样可以锻炼足部肌肉的伸缩能力。还可以用脚趾将 20 个玻璃球逐一夹住，然后放到一个盒里，每天做两次。③在脚趾间放一个直径为 1.0~1.5 厘米的圆柱体，圆柱体可以用布或卫生纸制作，然后用手指去挤压脚趾，再用手指活动脚趾。④把相邻两趾用宽一点的橡皮筋套起来，向外牵拉脚趾。

此外，经常走路，尤其是光脚走路，对促进下肢的血液循环，加强心脏的泵血功能非常有益。需要提醒大家的是，光脚走路要因人而异，体质较强的人可多走几分钟，体质差的人尽量少走或者选择其他方式。

## 顺时养心很重要

### 夏主心，宜多吃"苦"

根据《黄帝内经》的养生理论，人体存在五脏，即肝、心、脾、肺、肾，它们分别对应的五行是木、火、土、金、水，而与五行相对应的自然界的四季是春、夏、秋、冬。由此可见，不同的季节所需重点保养的脏器也有所不同，即春养肝、夏养心、秋养肺、冬养肾，而脾四季都能调养。

人们想健康长寿，就应该"顺应天时"。中医认为，一年之中，心与夏天的关系最大。那么，夏季应该如何养心呢？在饮食上，中医认为立夏后阳气上升，饮食宜清淡，建议放弃油腻食物，多喝牛奶，多吃豆制品等高蛋白食物，既能补充营养又可达到养心的作用。

除了清淡饮食，还可多吃苦味蔬菜，如苦瓜、油麦菜等。苦味入心，苦味食物具有除燥祛湿、清凉解暑、利尿活血、解除劳乏、消炎退热、清心明目等作用。不过，苦味食物均属寒凉，属于清泻类食物，体质较虚弱者不宜食用，否则会加重病情。养心的食物当中，中医首推莲子心，它味苦，可以发散心火，虽然有些寒性，但并不会损伤人体的阳气，所以一向被认为是最好的化解心脏热毒的食物。用莲子心煮粥或者泡茶时，不妨再加些竹叶或生甘草，能增强莲子心的排毒作用。据记载，乾隆皇帝每次到避暑山庄疗养的时候都要用荷叶露珠来泡莲子心茶，以养心益智，清心火，解热毒，调养元气。此外，苦菜、苦丁茶、蒲公英、百合以及西洋参等都是夏季养心佳品，可适量多食，切勿过食。

### 午时心经当令，最宜养心

午时是指中午 11 点到下午 1 点这两个小时的时间。这时人的阳气最盛，气血运行到心，心经当令，是一天当中最有助于保养心脏的时间段。

午时养心的秘诀，一是饮食结构要合理，午餐占一天食物总量的三成，午餐要吃暖软的食物，不要吃生冷坚硬的食物。如果饭前1个小时能吃点水果就更好，选一些颜色鲜艳的、清香的新鲜水果，有助于补充身体所需的维生素，对身体有益。

二是要讲究口腔卫生。用完午餐后，最好刷一下牙，或用水漱口，以清洁口腔，预防细菌滋长，然后午休。

三是拍打一下两臂的手少阴心经，畅通经络，预防疾病的产生。心经位于上肢的内侧后缘，拍打时不用定准穴位，大致沿着经络的走向拍打即可。

四是注意如果有心气不足、失眠、惊梦等症状，应及早咨询医生，遵医嘱服用适当的中药以养心补气、宁心安神。

## 午时小睡可养心

午时心经当令，是一天当中最有助于保养心脏的时间段。以人体内阳气和阴气的变化来说，阳气是从半夜12点时开始萌生，到午时达到顶峰；午时过后则阴气逐渐盛，子时阴气最为旺盛，所以子、午两个时辰也是人体阴阳交替、气血交换的时候。

按照中医学的传统观点，"心主血脉""心恶热"，午时为"合阳"，此时应"少息所以养阳"。午时正是太阳高照，气温达到最高峰的时候，心脏内的阳气也达到最高点。为了让心脏受到更好的照顾，午时宜小憩，这样有利于使心火下降，肾水也可上行滋养心火，形成"心肾相交"，所以午时应该睡午觉。

现代医学认为，睡午觉不仅能让大脑和全身各系统都好好休息，还可以有效地帮助人们保持心理平衡，降低心肌梗死和心脑血管疾病的发病率。据报道，人每天午睡半小时，可使冠心病发病风险降低。对于高血压患者，午休也极有助益，且有助于消化。

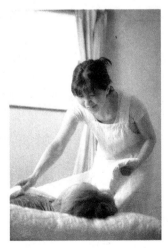

因此，午睡不仅可以防病保健，也符合养生之道。当然，午睡时间也不要太长，一般以30分钟为宜，最多也不要超过1个小时。因为人在睡眠中大脑皮质抑制加强，白天睡眠时间过长，大脑皮质抑制会逐渐加深，人体会感到更加困倦、浑身乏力、反应迟钝。所以，午睡时间不宜过长。

## 控制体重有益心脏健康

研究发现，超出标准体重后，体重每增加10%，胆固醇水平平均增加18.5%，冠心病患病率增加38%；体重每增加20%，冠心病患病率增加86%。冠心病是糖尿病常见的并发症之一，有糖尿病的患者比没有糖尿病的患者冠心病患病率增加1倍。

世界卫生组织提出衡量人体胖瘦程度和健康状况的指标为体重指数（BMI，体重千克数除以身高米数的平方），其正常范围为18.5～24.9千克/米$^2$，超过25千克/米$^2$属超重，超过30千克/米$^2$则属于肥胖。根据我国的标准，体重指数为18.5～23.9千克/米$^2$属正常范围，24.0～27.9千克/米$^2$属超重，28千克/米$^2$以上是肥胖。我国对体重指数参考标准的修改，为许多心脏疾病患者敲响警钟，特别是给以前认为体重处于安全范围的人敲响了警钟。我国体重指数标准也让医生更留意超重或肥胖的患者，并鼓励这些患者更积极地减重，以减少患上心脏疾病的风险。

### 如何控制体重

为了控制体重，大部分人想到的第一个办法可能就是节食。需要注意的是，节食虽然能有效并快速地减轻体重，但它并不是保持健康体重的好办法。因为节食控制体重的效果只是暂时的，一旦停止，体重会迅速反弹。而且节食时的饮食结构往往不够合理，结果反而会带来营养失衡的问题。

要达到健康体重，可以采用下面的三个步骤。

①逐渐改善饮食习惯。比如多吃富含膳食纤维、低热量的食品，远离过甜的食品。选用低脂肪的配料和烹饪方式。饥饿时吃些既可饱腹热量又不高的食物，例如全麦面包、麦片和豆制品等。

②规律运动。多做有益心脏健康的运动，如慢跑、游泳等，让运动像洗脸刷牙一样，成为日常生活的一部分。

③改变心态。心态决定人的行动力，当心态从消极变得积极，行动就更迅速，人们会发现自己也变得更加健康。

# 提防生活中的"伤心元素"

## 整体生活环境的变化

生活环境会影响心脏的健康，我们要重视生活环境。如果长期居住在阴暗潮湿或拥挤的环境中，起居无节，在冬春季节气候无常时，常容易发生细菌性或病毒性感染，如溶血性链球菌感染造成的风湿热、风湿性心脏病等。在气候寒冷多变时，常加重或诱发一些周围血管病，如雷诺病、血栓闭塞性脉管炎、手足发绀症等。长期在高温环境下工作，机体新陈代谢增加，心脏负担加重，容易患心脏病。长期在高原居住，血氧饱和度降低，组织供氧不足，缺氧引起肺血管痉挛，肺动脉高压，右心扩大、衰竭或心律失常，导致慢性肺心病。

## 职场压力

现代社会涌现了一大批"工作狂"。这群人加班至深夜也无所谓，回到家中脑袋里想的还是工作，一头睡下，想起工作又马上醒来。这样身体不断地接收压力、累积压力，而毫无消除的机会。殊不知，压力是心脏的大敌，它是导致动脉硬化、心绞痛及心肌梗死的原因之一。另外，对有心脏病的人而言，这是发病的导火线。不论再怎么忙的人，一天之中都需要有喘息、休息的时间。不管是5分钟也好，10分钟也好，都是十分必要的。利用短暂的休息时间做适当的运动可以促进血液循环、消除疲劳，给身体补充活力，放松原本紧绷的神经。所以变换气氛、喘一口气都可以发挥相当大的作用。除了前述的简易运动，搬动书籍、在椅背上伸伸懒腰、打打哈欠、在室内来回散步、喝杯茶、眺望窗外等都可以帮助减轻压力，降低疾病的发生率。

## 暴饮暴食

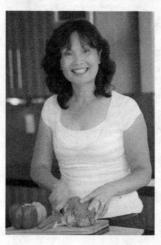

节日庆祝，或与家人朋友聚会时，大量的美食放在面前，我们往往会经不住诱惑开始大吃大喝。如果大喜加上暴饮暴食就要注意了，因为心脏可能会受不了你的这种行为，从而提出"抗议"。太高兴会让人心气涣散，又吃了这么多东西就会出现中医里"子盗母气"的状况了。所谓的"子盗母气"，在这里"子"是指"脾"，"母"指"心"，就是说脾气不足而借调心之气来消化食物。如果一个人本来就有心脏病，太高兴心气已经涣散了，然后这个时候又暴饮暴食，脾的负担超负荷了，只好"借用"心气来消化这些食物，心气必然更亏虚，因此心脏病患者（特别是老年人）在这个时候往往会突然心脏病发作，这就乐极生悲了。所以，不管是在平时，还是在节假日里，都要在饮食上有所节制，要管好自己的嘴，千万不要让美食对生命造成威胁。

## 过度服药

许多药物可损害心肌，甚至有些药物在发挥治疗作用的同时，也诱发或加重了心脏病，如治疗血吸虫病的锑剂，治疗阿米巴痢疾的依米丁，治疗疟疾的奎宁等，对心肌有直接损害。

治疗砷、金中毒的二硫丙醇，治疗有机磷中毒的阿托品类药物，抗心绞痛药硝酸甘油等可引起窦性心动过速。治疗心绞痛与心动过速的受体阻滞剂如普萘洛尔、阿替洛尔等，抗心律失常药物维拉帕米、普罗帕酮等，可引起心动过缓。治疗支气管哮喘的氨茶碱类药物等也可导致心律失常，在使用药物的时候一定要按照医嘱服用。

# 本草药膳，养护心脏

人的健康与心脏有着密切的关系，中医认为，养生宜先养心。药膳能将药物与食物巧妙地进行搭配，既将药物作为食物，又将食物赋以药用，药借食力，食助药威，使用药膳养护心脏，既能提高身体的抵抗力，又能防病治病、保健强身。

## 养护心脏的常用药材和食材

养护心脏就是要养心养血，此时最适宜药膳食养。常用药材有人参、当归、红枣、龙眼肉、阿胶、益智仁、苦参、生地黄、黄连、莲子、茯苓、丹参、灵芝、酸枣仁、柏子仁、五味子；常用食材有赤小豆、猪心、莲藕、苦瓜。食用这些药材与食材，可有效地改善面色苍白、心气不足、精神倦怠等症状，而这些药材、食材又可以互相组合做出各种具有滋补气血、养心安神功效的药膳。同时，还可在药膳中适当加入海产品、豆类以及大蒜、洋葱、茄子等食材，对养护心脏是有益处的。

①海产品：海产品胆固醇含量较低，适量摄入可减少胆固醇对心脏的损害。

②豆类食物：豆类中含有丰富的亚麻酸，能降低血脂和血液的黏滞度，预防心脑血管疾病。

③大蒜：每天吃1～3瓣未经加工、未除蒜味的大蒜，对冠心病有预防作用。

④洋葱：洋葱可生吃、油煎、炖或煮，能很好地起到降低胆固醇及保护心脏的作用。

⑤茄子：茄子的营养也较丰富，含有多种营养成分，特别是维生素P的含量很高，能使血管壁保持弹性，预防心血管疾病。

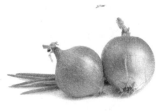

# 人参

**补养心气，生津安神**

【性味归经】

性微温，味甘、微苦。
归脾、肺、心、肾经。

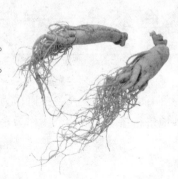

【煲汤适用量】

4～9克。

【适合体质】

气虚体质。

**功效主治**

人参具有大补元气、复脉固脱、补脾益肺、生津安神的功效。用于体虚欲脱、肢冷脉微、脾虚食少、肺虚喘咳、津伤口渴、内热消渴、久病虚羸、惊悸失眠、阳痿宫冷、心气不足、心源性休克等。

---

# 当归

**滋补心血第一药**

【性味归经】

性温，味甘、辛。
归肝、心、脾经。

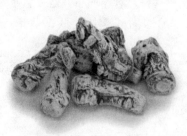

【煲汤适用量】

6～12克。

【适合体质】

血瘀体质。

**功效主治**

当归具有补血和血、调经止痛、润燥滑肠的功效，为调经止痛的理血圣药。多用于治疗月经不调、经闭腹痛、癥瘕积聚、崩漏、血虚头痛、眩晕、痿痹、赤痢后重、痈疽疮疡、跌打损伤等。

# 龙眼肉

## 养心安神的进补上品

【性味归经】
性温，味甘。
归心、脾经。

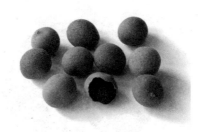

【煲汤适用量】
常用量为9～15克，大剂量可用30～60克。

【适合体质】
气虚体质。

功效主治

龙眼肉具有补虚益智、补益心脾、养血安神的功效。龙眼肉一般应用于气血不足、体虚乏力、营养不良、神经衰弱、健忘、记忆力衰退、头晕失眠、心悸等，对气虚体质及产后妇女有补血、复原体力等功效。

---

# 阿胶

## 阴虚心烦的补血圣品

【性味归经】
性平，味甘。
归肺、肝、肾经。

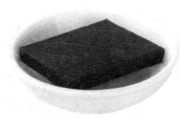

【煲汤适用量】
5～10克。

【适合体质】
阴虚体质。

功效主治

阿胶具有滋阴润燥、补血止血、定痛安胎的功效。可用于眩晕、心悸失眠、久咳、咯血、衄血、吐血、尿血、便血、崩漏、月经不调等。阿胶可促进细胞再生，升高失血性休克者的血压，促进造血，防止进行性营养障碍，提高免疫功能。

# 灵芝

## 强心益智、抗老防衰的佳品

【性味归经】

性平，味甘。

归心、肝、肺、肾经。

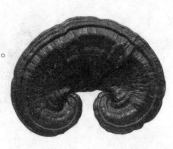

【煲汤适用量】

6～12克。

【适合体质】

平和体质。

### 功效主治

灵芝具有补气安神、止咳平喘的功效。主治虚劳短气、肺虚咳喘、失眠心悸、消化不良、不思饮食、心神不宁等病症。灵芝能扶正固本，提高身体免疫力，调节人体整体的功能平衡，调动身体内部活力，调节人体新陈代谢，还能抗病毒，增加心肌收缩力，抗衰老。

# 苦参

## 清热、护心的苦口良药

【性味归经】

性寒，味苦。

归心、肝、胃、大肠、膀胱经。

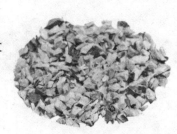

【煲汤适用量】

3～10克。

【适合体质】

湿热体质。

### 功效主治

苦参具有养心护心、清热燥湿的功效。主治湿热泻痢、便血、黄疸尿闭、赤白带下、阴肿阴痒、湿疹、湿疮、皮肤瘙痒、疥癣、麻风；外治滴虫性阴道炎。苦参中含有的苦参碱，对心脏疾病有一定的治疗作用，可治疗心律失常等。

# 生地黄

### 清热凉血，补益心血

【性味归经】

性寒，味甘、苦。

归心、肝、肾经。

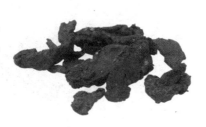

【煲汤适用量】

10～15克。

【适合体质】

湿热体质，
阴虚体质。

功效主治

生地黄具有滋阴清凉、凉血补血的功效。可用于阴虚发热、消渴、吐血、衄血、血崩、月经不调、胎动不安、津伤便秘等。

---

# 黄连

### 清热泻心火的良药

【性味归经】

性寒，味苦。

归心、胃、肝、大肠经。

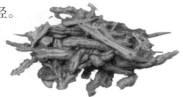

【煲汤适用量】

2～5克。

【适合体质】

湿热体质。

功效主治

黄连具有泻火燥湿、解毒杀虫的功效。治时行热毒、伤寒、热盛心烦、痞满呕逆、菌痢、热泻腹痛、肺结核、吐血、衄血、疳积、蛔虫病、百日咳、咽喉肿痛、火眼口疮、痈疽疮毒等。

# 丹参

## 祛瘀止痛，清心除烦

【性味归经】

性微寒，味苦。

归心、肝经。

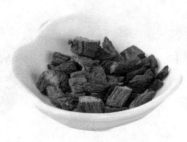

【煲汤适用量】

9～15克。

【适合体质】

血瘀体质。

功效主治

丹参具有活血调经、祛瘀止痛、凉血消痈、清心除烦、养血安神、镇静、安神的作用，可降低血液黏度、改善微血管循环，还可用于月经不调、癥瘕积聚、热痹疼痛、创伤肿痛、肝脾肿大、心绞痛等。

# 酸枣仁

## 养心安神，防治失眠

【性味归经】

性平，味甘、酸。

归心、肝、胆经。

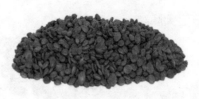

【煲汤适用量】

6～15克。

【适合体质】

气郁体质。

功效主治

酸枣仁具有宁心安神、养心补肝、敛汗的功效。现代药理研究发现，酸枣仁有镇静、催眠、镇痛、抗惊厥、降温、改善心肌缺血、降血脂等作用。可用于虚烦不眠、惊悸怔忡、烦渴、虚汗等。其他如心慌惊悸、精神恍惚、健忘、神经衰弱等亦可用酸枣仁治疗。

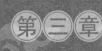

# 第三章

# 老中医教你护理肝脏

●黄帝内经中说：「肝者，将军之官，谋虑出焉。」中医认为肝是将军之官，是主谋略的。将军不仅可以打仗，还能运筹帷幄。将军运筹帷幄的功能，就相当于肝的藏血功能。「谋虑出焉」，指的就是把肝气养足了才能够出谋略，才能木生火，火为心，木旺则火旺，才能「神明出焉」，因此而「出谋略」。可见，我们的聪明才智能否得到发挥，全看我们的肝气足不足。如果肝气很足的话，我们就会变聪明，反应变敏捷。

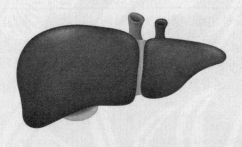

# 肝脏的生理功能

## 认识肝脏的生理功能

肝是人体最大的腺体，是重要的消化器官、代谢器官和防御器官，也是胎儿的主要造血器官。肝主要有藏血和疏泄两大功能。

肝主藏血：是指肝脏具有贮藏血液、调节血量和防止出血的功能。包括以下三个方面：①贮藏血液。肝贮藏一定血液于肝内及冲脉之中，以供机体各部分生命活动所需。肝与冲脉并称"血海"。②调节血量。肝根据生理需要调节人体各部分血量的分配。在正常情况下，人体各部分的血量是相对恒定的。但是随着机体活动量的增减、情绪的变化、外界气候的变化等，人体各部分的血量也随之有所变化。这种变化是通过肝的藏血和疏泄功能实现的。当人体活动剧烈或情绪激动时，肝脏将所贮藏的血液向外周增量输出；当人体处于安静或情绪稳定时，机体外周对血液的需求量相对减少，部分血液便又归藏于肝。③防止出血。肝主凝血以防止出血。肝气有固摄血液之能，肝气充足，则能固摄肝血而不致出血；又因阴气主凝，肝阴充足，肝阳被涵，阴阳协调，则能发挥凝血功能而防止出血。肝藏血功能的失职，会引起各种出血，如吐血、鼻衄、咯血，或月经过多、崩漏等。

肝主疏泄：是指肝气具有疏通、畅达全身气机的作用，包括维持精血津液的运行输布、协调脾胃之气的升降、促进胆汁的分泌和排泄以及保持情志的舒畅等功能。

## 了解肝脏的功能表现

肝除了主藏血、主疏泄两大功能外，肝在志、在液、在体和在窍的四大功能表现如下。

肝在志为怒：怒是人们在情绪激动时的一种情志变化。怒对于机体的生理活动来说，一般是属于一种不良的刺激，怒可使气血上逆，阳气升泄，故《素问·举痛论篇》说："怒则气逆，甚则呕血及飧泄，故气上矣。"大怒则势必造成肝的阳气升发太过，故又说"怒伤肝"。反之，肝的阴血不足，肝的阳气升泄太过，则稍有刺激，即易发怒。

肝在液为泪：泪从目出，《素问·宣明五气篇》说："肝为泪。"泪有濡润眼球、保护眼睛的作用。在生理情况下，泪液的分泌，起到濡润眼球的作用而不外溢，但在异物侵入目中时，泪液即可大量分泌，起到清洁眼目和排除异物的作用。

在病理情况下，则可见泪液的异常分泌。如泪液分泌不足导致两目干涩，实质上是肝的阴血不足所致；如在风火赤眼、肝经湿热等情况下，可见目眵增多、迎风流泪等症状。此外，在极度悲伤的情况下，泪液的分泌也可大量增多。

肝在体合筋，其华在爪：筋即筋膜，附着于骨而聚于关节，是联结关节、肌肉的一种组织，故《素问·五脏生成篇》说："诸筋者，皆属于节。"筋和肌肉的收缩和弛张，即肢体、关节运动的屈伸或转侧。《素问·六节藏象论》称肝为"罢极之本"，也就是说，肝是肢体运动的能量来源。此外，肝的阴血不足，筋失所养，还可出现手足颤震、肢体麻木、屈伸不利，甚至出现瘈疭等症。

爪，即爪甲，包括指甲和趾甲，乃筋之延续，故又称"爪为筋之余"。肝血的盛衰，可影响爪甲的荣枯。《素问·五脏生成篇》说："肝之合筋也，其荣爪也。"肝血充足，则爪甲坚韧明亮，红润光泽。若肝血不足，则爪甲软薄，枯而色夭，甚则变形脆裂。

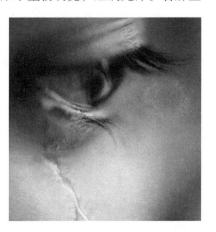

肝在窍为目：目又称"精明"，是视觉器官。如《素问·脉要精微论》说："夫精明者，所以视万物、别黑白、审短长。"肝的经脉上联于目系，目的视力，有赖于肝气之疏泄和肝血之营养，故说："肝开窍于目。"如《素问·五脏生成篇》说："肝受血而能视。"

　　还须指出，五脏六腑之精气皆上注于目，因此，目与五脏六腑都有内在联系，如《灵枢·大惑论》说："五脏六腑之精气，皆上注于目而为之精。精之窠为眼，骨之精为瞳子，筋之精为黑眼，血之精为络，其窠气之精为白眼，肌肉之精为约束，裹撷筋骨血气之精而与脉并为系，上属于脑，后出于项中。"后世医家在此基础上发展为"五轮学说"，给眼科的辨证论治打下一定的基础。

# 肝脏养生法

## 情志调节，戒躁戒怒

### 疏通情绪有利肝气顺调

情志活动，指人的情感、情绪变化，是精神活动的一部分。肝主疏泄，调畅气机，具有调畅情志的功能。肝气的疏泄功能正常，则气机调畅，气血和调，心情舒畅，情志活动正常；若肝气的疏泄功能不及，肝气郁结，可见心情抑郁不乐，稍受刺激即抑郁难解，或悲忧善虑，患得患失；若肝气郁结而化火，或大怒伤肝，"怒则气上"，肝气上逆，肝的升发太过，可见烦躁易怒、亢奋激动的表现。这也是肝喜条达恶抑郁的原因。

发脾气固然有伤肝脏，但是不把脾气发出来，生闷气对肝脏更有害，可导致肝脏气血阻滞不畅而成疾。故在学会控制发怒（制怒）后还要学会疏解自己的情绪，要开阔心胸，可通过其他途径把"气"发出去。比如，可以多听一些悠扬和节奏舒缓的音乐，让优美的乐曲化解精神的暴躁，放松情绪；可与朋友谈心，疏通情绪；运动也是疏解情绪的有效途径，如散步、踏青、打球、打太极拳等，既能使人体气血通畅，促进吐故纳新，强身健体，又可怡情养肝，达到护肝保健的目的。

### 学会制怒保持情绪稳定

《黄帝内经》中说："肝在志为怒。"人在生气发怒时，肝火、肝阳都处在上升势头，血随气而上溢，故生气发怒太过、太久就容易引起肝脏气血不畅，导致各种肝病。这也与中医"七情不可为过"的理念相同，过激会损伤脏器，有"怒伤肝、喜伤心、忧伤肺、恐伤肾、思伤脾"之说。

动不动就想发脾气，在中医里被归为"肝火上炎"，意指肝气郁结，郁而化火，肝经气火上过所致的病证。在治疗上，一般会用龙胆泻肝汤来平肝熄火。通过发泄和转移，也可使怒气消除，保持精神愉快。科学研究显示，光是想到一些好玩的、有趣的事，就会使脑内分泌更多让身心愉悦的化学物质。

当肝气郁结时，人就容易感觉郁闷，抑郁症就容易接踵而至。因此应该注意保持情绪稳定，遇事不要太激动，尤其不能轻易动怒，否则对肝脏损伤会很大。

另外，如果肝气过旺的话，容易诱发或加重心脑血管疾病。所以，心脑血管疾病患者一定要注意保养肝气，保持情绪稳定，心态平和。如果情绪不稳定又有肝气虚的情况，就会引起虚脱。

生气会给肝脏造成诸多问题，因此要想肝脏强健，学会制怒，保持情绪的稳定是重中之重。日常生活中一定要少生气，即使生气也不要超过3分钟，要修养身心，开阔心胸，面对人生不如意时尽力保持自身情绪的稳定和乐观，从而使肝火熄灭，肝气正常升发、疏泄；否则易引起肝脏功能失常，让火气旺上加旺，伤及肝脏的根本。

如果实在无法控制情绪，那么如何在生气后将对肝脏的伤害降到最低呢？

最简单的方法，就是立刻按摩脚背上的太冲穴（在足背第一、第二跖骨间，跖骨结合部前方凹陷处），可以让上升的肝气往下疏泄，按摩时这个穴位会很痛，必须反复按摩，直到这个穴位不再疼痛为止。

其次，多吃些可以理气解郁的食物，如陈皮、山药、金橘、山楂、莲藕等，对疏泄肝气、顺气健脾都很有帮助。

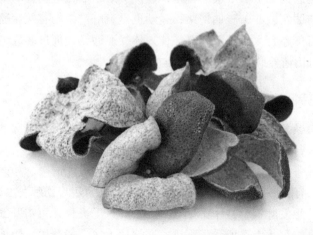

同时，还有一种简单的消气办法，即用热水泡脚，水温控制在40～42℃，泡的时长则因人而异，最好泡到肩背出汗为止。

此外，加强运动，如散步、打球、游泳、练瑜伽等，或者做一些简单的体力劳动，如拖地、洗衣物等，都有助于消气。

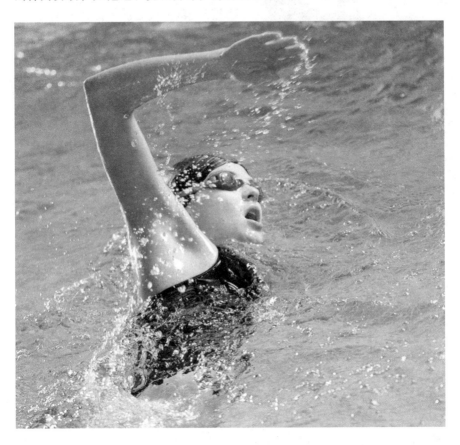

## 顺时养肝很重要

### 春主肝，宜以养肝护肝为先

春天，是万物复苏的季节。按照中医学五脏与四季的对应关系，肝脏与草木相似，草木在春季萌发、生长，肝脏在春季时功能也更活跃。因此，春季养生以养肝护肝为先。那么，春季该如何养肝护肝呢？专家提醒春季养肝

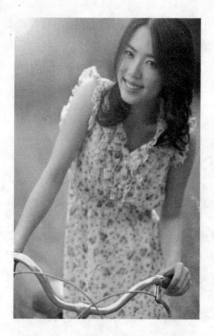

护肝可以从以下几方面进行。

**调节情绪：**春天要特别注意调节情绪，避免肝气郁结，否则就会生出许多病来。比如，遇到不快的事要戒怒，并寻求适当的方法及时宣泄。万物升发的季节，不妨多出去走走、骑骑自行车，培养一些兴趣爱好，也有利于疏散肝气，避免郁结。

**压护肝穴：**护肝穴有膻中穴和足三里穴。可双手相叠，摩擦两乳连线中点的膻中穴，上下往返30次，可舒畅气机，刺激胸腺，增强免疫力。或者两拳半握，捶击两小腿外侧上部的足三里穴，可补肾强肝，固护脾胃。

**做护肝操：**两手紧抱一侧大腿根，稍用力向下摩擦到脚踝，然后再往上到腿根。也可揉腿肚，即以两手掌夹紧一侧的小腿肚，旋转揉动。

**卧姿养肝：**春季宜早睡早起，睡觉最好能头东脚西，仰卧而睡。同时，还可在睡前做做吞津运动（用舌轻顶上腭部，待口中唾液满时，鼓腮含漱36次，再将唾液分3口咽下），每天1次。

**按摩两肋（即两肋外侧）：**自然站立，两手分别反复摩擦两肋外侧，直到局部发红发热为止。

## 丑时肝经当令，宜熟睡

丑时是指凌晨1点到3点，这个时候肝经当令。肝经当令时一定要熟睡，这是因为肝主藏血，肝血推陈出新，此时必须休息以保障肝脏的正常功能。人的思维和行动要靠肝血支持，肝血的代谢通常在肝气旺的丑时完成。

《素问·五脏生成篇》："故人卧血归于肝。肝受血而能视，足受血而能步，掌受血而能握，指受血而能摄。"意思是说，人躺下休息时血归于肝脏，眼睛得到血的滋养就能看到东西，脚得到血的滋养就能行走，手掌得到血的滋养就能把握，手指得到血的滋养就能抓取。当人休息或情绪稳定时，机体的需血量减少，大量血液储藏于肝；当劳动或情绪激动时，机体的需血量增加，肝排出其储藏的血液，供应机体活动需要。"人动血运于诸经，人静血归于肝"，说的也是这个道理。如果我们在丑时还不休息的话，血液就要继续不停地"运于诸经"，无法归于肝并进而养肝，那么我们的肝脏在超负荷状态下运转难免会有闪失。

所以我们要强调的是，丑时一定要睡觉，而且必须在这段时间内熟睡。因此，一定要想办法尽量在子时（指凌晨11点至1点）前就寝。

有些人经常失眠，这可能就是肝经出了问题。中医里讲"心主神、肝主魂"。到晚上的时候，"神"跟"魂"都应该回归，如果"神魂"不能归位，就会出现失眠的问题。这种情况下，需通过按摩肝经和心包经，让神魂归位。因肝经是在半夜的时候当令，此时按摩可能会起到兴奋精神的作用。又因肝经与心包经相接，所以，最好的方法就是在晚上睡觉前按摩肝经和心包经，以起到强化肝脏和心脏功能，稳固"神魂"的功效，改善失眠。

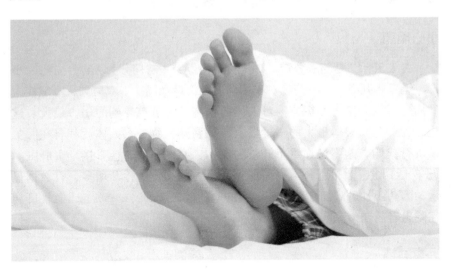

# 提防生活中的"伤肝元素"

肝脏是人体的一个重要器官，然而在日常生活中遍布"伤肝元素"，一不小心就可能对肝脏造成无形的伤害，引发肝脏疾病。那么我们要如何养护肝脏，避免肝病的发生呢？主要需要做到以下五点。

## 远离香烟

一说到香烟，人们首先想到的是它对肺的伤害，但其实，香烟中的尼古丁还会对肝脏造成损伤。吸烟会影响肝脏脂质代谢，诱发脂肪肝。而且，吸烟还大大降低了人体免疫力，会增加感染各种疾病的可能。

## 小心用药

古人云："是药三分毒。"《黄帝内经》中将药分为大毒、常毒、小毒、无毒等几类。可见药物对于用药者来说就如同一把双刃剑，既能使人祛病也可使人患病。在药物对人体的伤害中，肝脏受到的伤害最大。这是因为肝脏是人体最大的解毒器官，大多数药物进入人体后都要在肝脏中进行代谢，这不仅加重了肝脏的负担，有的药物还会直接毒害肝脏。近年来，临床上因用药不当而导致肝损害的病例也逐渐增多，有数据显示，因药源性肝病而住院的人数占肝病住院患者的2%～5%，占急性肝病住院患者的10%。

## 远离酒精

少量饮酒有利于通经、活血、化瘀和肝脏阳气之升发，但不能贪杯过量。要知道肝脏代谢酒精的能力是有限的，多饮会伤肝。医学研究表明，体重60千克的健康人，每天只能代谢60毫升酒精，若超过限量，就会影响肝脏健康，甚至造成酒精中毒，危及生命。另外，酒不但能直接损害肝脏，也能影响其他营养素的吸收利用。

### 远离指甲油

指甲油基本上以硝化纤维素为原料，这些原料大都有一定的生物毒性，而指甲又具有渗透性，指甲油原料进入人体后极易对肝脏造成危害；而且在实体店里做美甲造型，商家可能使用未经消毒或没有正确消毒的美甲器械，如果皮肤有破损，可能会感染一些皮肤病，还有可能染上肝炎等疾病，还是少用指甲油、少做美甲的好。

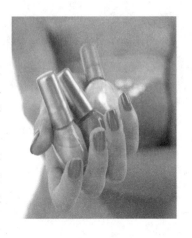

### 适量饮茶

茶虽然是好东西，但如果喝的时间不对，也会对身体造成伤害，特别是对肝脏造成损害。饭后尤其是吃完油腻的食物后最好不要立即饮茶，因为茶叶中含有大量鞣酸，能使肠道蠕动减慢，容易造成便秘，而这会增加有害物质对肝脏的毒害作用。

## 多数肝病是"熬"出来的

现代都市的人生活节奏比较快，有些人平时除了要处理日常的工作外，还必须整天忙于各种场合的应酬。于是，身体和精神常常处于疲惫和紧张状态中，再加上长期缺少睡眠，长此以往，肝脏就慢慢出现了病症。临床医学证明，除去遗传、传染因素，大多数的肝脏疾病都是这样"熬"出来的。

《黄帝内经》提到"肝者，罢极之本"，就是说肝是主管疲劳的，或者说是耐受疲劳的。肝气足，就能耐受疲劳；肝气不足，就容易觉得疲劳。反之，疲劳也会损害肝脏。若身体长时间处于疲劳状态，不但心烦意乱，还会导致体内激素代谢失调，神经系统功能紊乱，免疫力下降以及肝功能损害。

临床观察发现，多数脂肪肝患者伴有失眠、情绪不稳定、倦怠、乏力等症状。因此，对于脂肪肝患者，应着重强调休息的重要性。广东省肝脏病学会一项研究结果显示，每晚睡眠不足4小时者，他的免疫系统功能要下降50%。

因此，不要经常疲劳工作，也不要疲劳运动，感觉累时就及时休息。据观察，减少疲劳后能促进糖原分解、蛋白质分解及乳酸的产生，减轻肝脏的生理负担。同时，卧床休息可以增加肝脏的血流量，使肝脏得到更多血液、氧气及营养的供给，促进肝细胞的修复。研究表明，肝脏的血流量在站立位时比卧位时减少40%，站立位伴有运动时，肝血流量比卧位时减少80%～85%。

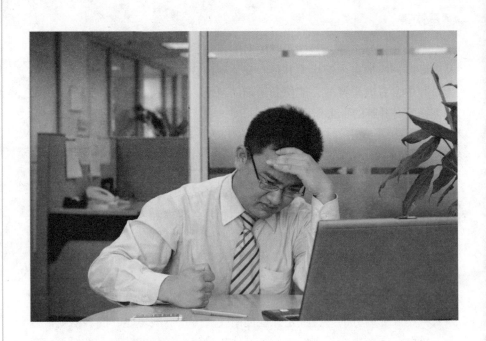

# 本草药膳，养护肝脏

肝脏是人体内最大的解毒器官，能吸收由肠道或身体其他部位制造的有害物质，再将其以无害物质的形式分泌到胆汁或血液中排到体外。养生需调养肝脏，肝脏的养护与养心同样重要。这里我们结合不同的中药材和食材，做出养护肝脏的养生药膳。

## 养护肝脏常用药材和食材

养护肝脏应补血和血、疏肝利胆、调养情志。常用药材有枸杞、白芍、女贞子、菊花、柴胡、牡丹皮、决明子、虎杖、香附、郁金、天麻、钩藤、牡蛎、乌梅；常用的食材有猪肝、鳝鱼、海带、芹菜。食用这些药材与食材，能改善面色萎黄、肝血不足、情志郁结等症状，且这些药材、食材还能组合搭配出多种具有疏肝利胆、补血和血、益气解郁功效的药膳。

此外，食用维生素含量丰富的各种蔬菜、水果对肝脏也有益处，还可在药膳中适当加入燕麦、红薯、胡萝卜、牛奶等食材，对肝脏也是大有益处的。

①燕麦：燕麦中含有丰富的亚油酸和膳食纤维，可降低血清胆固醇，预防脂肪肝。

②红薯：红薯富含膳食纤维，可促进有害物质排到体外，减轻肝脏负担。

③胡萝卜：富含维生素A，可养护肝脏。

④牛奶：富含蛋白质和钙，对肝脏有一定的养护作用。

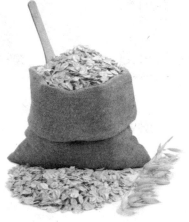

# 枸杞

## 补肝滋肾的补养佳品

【性味归经】

性平，味甘。

归肝、肾经。

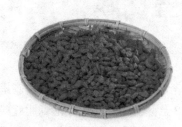

【煲汤适用量】

5～10克。

【适合体质】

阴虚体质。

功效主治

枸杞具有补肝、滋肾、明目的功效。能治疗肝肾阴亏、腰膝酸软、头晕目眩、目昏多泪、虚劳咳嗽、消渴、遗精等。

# 白芍

## 养肝补血，柔肝止痛

【性味归经】

性微寒，味苦、酸。

归肝、脾经。

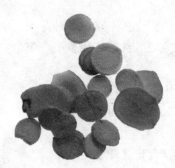

【煲汤适用量】

10～15克。

【适合体质】

阴虚体质。

功效主治

白芍具有养肝补血、柔肝止痛、敛阴收汗的功效，生白芍平抑肝阳，炒白芍养血敛阴，酒白芍可用于和中缓急、止痛，具有较强的镇痛效果。白芍多用于治疗胸腹疼痛、泻痢腹痛、肝阳上亢、自汗盗汗、阴虚发热、月经不调、崩漏、带下等。

# 女贞子

## 滋补肝肾，乌须明目

【性味归经】

性凉，味苦、甘。

归肝、肾经。

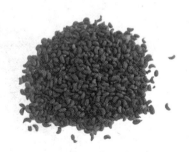

【煲汤适用量】

10～15克。

【适合体质】

阴虚体质。

### 功效主治

女贞子具有滋补肝肾、乌须明目、强腰膝的功效。主治肝肾阴虚、头晕目花、耳鸣、腰膝酸软、须发早白等。女贞子可以增加冠状动脉血流量，有降血脂、降血糖、降低血液黏滞度的作用，还有抗血栓和防治动脉粥样硬化的作用。此外，女贞子还具有一定的抗衰老作用。

---

# 菊花

## 清肝泻火首选品

【性味归经】

性微寒，味甘、辛、苦。

归肺、肝经。

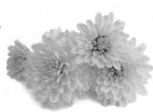

【煲汤适用量】

5～9克。

【适合体质】

湿热体质。

### 功效主治

菊花具有清肝明目、散风泻火、消渴止痛的功效。可用于治疗头痛、眩晕、目赤、心胸烦热、疔疮、肿毒等。且菊花有扩张冠状动脉，增加冠状动脉血流量的作用。

# 决明子 　　助肝气、通便的佳品

【性味归经】
性微寒，味甘、苦、咸。
归肝、大肠经。

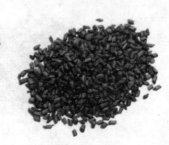

【煲汤适用量】
9～15克。

【适合体质】
湿热体质。

功效主治
决明子具有清肝明目、助肝气、利水通便的功效。主要用于目赤涩痛，怕光、多泪，头痛眩晕，目暗不明，大便秘结。治风热赤眼、青盲、雀目、高血压、习惯性便秘等。此外，决明子还具有保肝作用。

# 虎杖 　　祛风通络、清肝利胆

【性味归经】
性微寒，味苦。
归肝、胆、肺经。

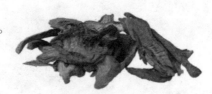

【煲汤适用量】
9～15克。

【适合体质】
血瘀体质。

功效主治
虎杖具有清肝解毒、利胆退黄、祛风利湿、散瘀通络、止咳化痰的功效。治风湿筋骨疼痛、湿热黄疸、淋浊带下、妇女经闭、产后恶露不下、癥瘕、咳嗽痰多、痔漏下血、跌扑损伤、烫伤、恶疮癣疾等。

# 香附　　　疏肝理气，调经止痛

【性味归经】

性平，味辛、微苦、微甘。
归肝、脾、三焦经。

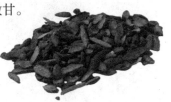

【煲汤适用量】
4.5～9.0克。

【适合体质】
气郁体质，
血瘀体质。

功效主治

香附具有疏肝理气、调经止痛、安胎的功效。用于肝郁气滞，胸胁胀痛、脘腹胀痛、消化不良、胸脘痞闷、寒疝腹痛、崩漏带下、经行腹痛、胎动不安、乳房胀痛、月经不调、经闭痛经等。

# 郁金　　　疏肝、止痛的重要药物

【性味归经】

性寒，味辛、苦。
归肝、胆、心、肺经。

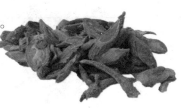

【煲汤适用量】
4.5～9.0克。

【适合体质】
血瘀体质，
气郁体质。

功效主治

郁金具有活血止痛、疏肝解郁、清心凉血、利胆退黄的功效。主治胸胁胀痛、脘腹疼痛、月经不调、痛经经闭、跌扑损伤、热病神昏、惊痫、癫狂、血热吐衄、血淋、石淋、黄疸等。

# 天麻

## 息风止痉，平抑肝阳

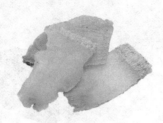

【性味归经】

性平，味甘。

归肝经。

【煲汤适用量】

6～15克。

【适合体质】

痰湿体质。

### 功效主治

天麻具有平抑肝阳、息风止痉的作用，为治肝阳上亢、头晕目眩的要药。主治眩晕、头风头痛、肢体麻木、抽搐拘挛、半身不遂、语言蹇涩、小儿惊风等。

# 钩藤

## 清肝热、止风痉之佳品

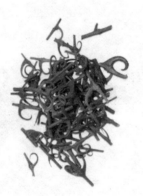

【性味归经】

性凉，味甘。

归肝、心包经。

【煲汤适用量】

4.5～9.0克。

【适合体质】

痰湿体质。

### 功效主治

钩藤具有清热平肝、息风定惊的功效。主治肝火上逆之头痛目赤、肝阳上亢之头胀头痛、热盛动风、惊痫，小儿惊风、夜啼，大人血压偏高、中风瘫痪、肢节挛急，妇人子痫等。

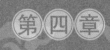

# 第四章

# 老中医教你调养脾胃

●黄帝内经中说：『脾胃者，仓廪之官，五味出焉。』意思是，胃就像粮仓的管理员，它负责把天地万物收获的这些精华进行分类。『五味出焉』就是胃将进入人体的水谷，分成酸、辛、甘、苦、咸五味。因为人体的五脏各有所喜，如心喜苦、肝喜酸、脾喜甘、肾喜咸等。人吃下的食物，由脾化为水谷精微，然后向全身输布。虽胃属六腑，但脾胃一般一同调养。

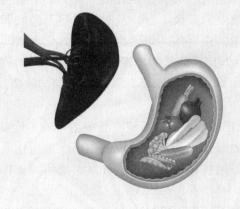

# 脾胃的生理功能

## 认识脾胃的生理功能

脾是人体最大的淋巴器官，是外周免疫器官之一，具有造血、滤血、清除衰老血细胞及参与免疫反应等功能。中医认为脾主运化、统血等功能。

**脾主运化**：是指它具有把水谷化为精微，将精微物质吸收并将其转送至全身的作用。其功能可分为运化谷食和运化水饮两个方面。①运化谷食。谷食入胃后，对其进行消化和吸收其实是在胃和小肠进行的，但需要经脾的运化，才能将谷食化为精微，并布散全身。因此，脾运化水谷精微正常，机体的消化、吸收功能才能健全，并为化生精、气、血、津液提供足够的养料，使周身各组织器官得到滋养。反之，则会出现腹胀、便溏、倦怠、消瘦等病变。②运化水饮。指脾将水饮转化为津液，并将其吸收、转输和布散至全身，为脾主运化的一部分。所谓运化水饮的功能，就是将水谷精微中的多余水分，及时地转输至肺和肾，通过其气化功能，化为汗和尿，排到体外。因此，脾的转化水饮功能健旺，就能防止水液在体内发生不正常的停滞，不至生成湿、痰、饮等。反之，就会导致水肿。《素问·至真要大论》说："诸湿肿满，皆属于脾。"

**脾主统血**：是指脾有统摄（或控制）血液在脉中运行而不致溢出脉外的功能。其实质是气的固摄作用的体现，机制在于脾主运化、脾为气血生化之源，脾气健运，则机体气血充足，气对血液的固摄作用也正常。

胃居膈下，上连食道，下通小肠。胃与脾同居中焦，"以膜相连"，由足阳明胃经与足太阴脾经相互属络，构成表里关系。胃的主要生理功能与特性是主受纳、腐熟水谷，主通降，喜润恶燥。

**胃主受纳、腐熟水谷：**《黄帝内经·灵枢篇》说胃"受水谷"。《难经·三十一难》说："中焦者，在胃中脘，不上不下，主腐熟水谷。"

受纳，即接受和容纳。水谷，即饮食。胃主受纳水谷，是指胃在消化道中具有接受和容纳饮食的作用。胃的"纳"，不仅是容纳，它还有主动摄入的意思，亦称为"摄纳"。胃之所以能主动摄纳，是依赖于胃气的作用，胃气主通降，使饮食下行，食下则胃空，胃空则能受饮食，故使人产生食欲。饮食的摄入，先经口腔，由牙齿的咀嚼和舌的搅拌，会厌的吞咽，经过食管，容纳于胃，故称胃为"水谷之海""太仓""仓廪之官"。胃容纳水谷的量，在《黄帝内经·灵枢篇》中有胃"受水谷三斗五升，其中之谷常留二斗，水一斗五升而满"的记载。（1斗约2 000毫升，1升约200毫升）

腐熟，是指胃对饮食进行初步消化，形成"食糜"的过程。《灵枢·营卫生会》说的"中焦如沤"，更形象地描绘了胃中腐熟水谷之状。胃接受水谷后，水谷经过胃气的磨化和腐熟作用后，形成食糜状态并初步被消化，容纳于胃中的水谷，其精微物质被吸收，并由脾气转输而营养全身，未被消化的食糜则下传于小肠作进一步消化。食糜传入小肠后，在脾的运化作用下，精微物质被吸收，化生气血，营养全身。故称胃为"水谷气血之海"。

胃的受纳、腐熟功能，是小肠受盛化物和脾主运化的前提条件。人体精、气、血、津、液的产生，直接源于饮食，而作为水谷之海的胃，也就成了气血生化之源。故《灵枢·玉版》说："人之所受气者，谷也。谷之所注者，胃也。胃者，水谷气血之海也。"《素问·五脏别论》说："胃者，水谷之海，六腑之大源也。五味入口，藏于胃，以养五脏气……是以五脏六腑之气味，皆出于胃。"这就说明具有受纳、腐熟水谷功能的胃，是机体营养之源。因此，胃的受纳、腐熟功能强健，则机体气血的化源充足；反之，则化源匮乏。所以，《灵枢·五味》说："谷不

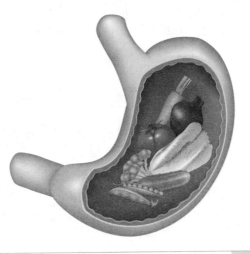

入，半日则气衰，一日则气少矣。"

胃的受纳、腐熟功能失常分为两种：一是受纳、腐熟不及，如胃气虚弱，或胃气不降，即使胃中空虚，也无食欲，或食后胃脘胀痛、纳呆厌食、嗳气酸腐、食后呕吐；二是受纳腐熟太过，如胃中火旺，消谷下行过快，食后不久即饥饿欲食等。

胃的生理特性有胃主通降和胃喜润恶燥。

**胃主通降：**通，就是通畅。降，就是下降。胃主通降，是指胃气宜保持畅通、下降的运动趋势。食物经食道进入胃中，经胃受纳、腐熟后再下传至小肠，在这一过程中，胃必须保持畅通状态，才能使食物的运行畅通无阻。保持胃"通"的状态，有赖于胃气的推动作用。"通"与"降"的含义虽然不同，但二者关系非常密切。通，才能降；降，才能保持通。若不通，就不可能降；反之，如果不降，也就不会通。也就是说，通与降是互为条件、互为因果的。所以，胃的功能正常，常用"以降为顺""以通为和"来说明，简称为"胃主通降"。

胃气的通降作用，主要体现在食物的消化和糟粕的排泄过程中：①食物入胃，胃容纳而不拒之。②经胃气的腐熟作用而形成的食糜，下传至小肠进一步消化。③小肠中的食物残渣下移大肠，燥化后形成粪便。④粪便排到体外。

**胃喜润恶燥：**是指胃为阳明燥土之腑，应当保持充足的津液以利食物的受纳和腐熟。胃为阳土，胃受纳、腐熟水谷的生理功能，不仅依赖胃气的推动和蒸化，亦需胃中津液的濡润，其功能才能正常。若胃液不足，泅腐难成，则导致消化不良诸症。《临证指南医案·脾胃》说："太阴湿土，得阳始运；阳明阳（燥）土，得阴自安。以脾喜刚燥，胃喜柔润也。"无不体现"胃喜润恶燥"的特性。

## 了解脾的功能表现

脾除了主运化与主统血两大功能外，脾在志、在液、在体和在窍的四大功能表现如下。

**脾在志为思：**思虽为脾之志，但与心主神明相关，故有"思出于心，而脾应之"之说。脾功能发达的人，肯定是头脑很灵活的人。

正常的思考对机体并无影响，但思虑过度，就会影响机体的正常生理活动，其中最主要的是影响气的正常运动，导致气滞和气结。由于气结于中，影响了脾的升清，所以思虑过度，常能导致不思饮食、脘腹胀满、头晕目眩等症，这就是"思伤脾"。

**脾在液为涎**：涎为口津，唾液中较清稀的称为涎。它具有保护口腔黏膜、润泽口腔的作用，在进食时分泌较多，有助于食物的吞咽和消化。《素问·宣明五气篇》说"脾为涎"，故有"涎出于脾而溢于胃"之说。在正常情况下，涎液上行于口，但不溢出口。若脾胃不和，则往往导致涎液分泌急剧增加，而发生口涎自出等现象。脾液为口水，小孩子因为脾胃虚弱，所以爱流口水。脾的功能失调，主要为脾阳、脾气的不足，而让脾失职，其主要原因多是久病或热病期耗伤脾胃之阴液。

**脾在体合肉、主四肢**：肉指肌肉，《素问·痿论》说"脾主身之肌肉"，这是由于脾胃为气血生化之源，全身的肌肉，都需要依靠脾胃所运化的水谷精微来营养，才能使肌肉发达丰满，臻于健壮，正如《素问·五脏生成篇》所说："脾主运化水谷之精，以生养肌肉，故主肉。"如果脾的功能很好的话，我们的肌肉就会很发达。如果脾胃的运化功能有障碍，必致肌肉瘦削，软弱无力，甚至萎弱不用。老年人的眼皮耷拉、肌肉松弛，也是脾在体合肉的功能退化的表现。

**脾在窍为口，其华在唇**：脾开窍于口，口腔是消化道的最上端。开窍于口，是指人的饮食口味与脾的运化功能关系密切。脾胃健运，则口味正常，食欲好。所以《灵枢·脉度篇》说："脾气通于口，脾和则口能知五谷矣。"反之，则会出现口淡无味、口甜、口腻、口苦等异常的感觉，从而影响食欲。

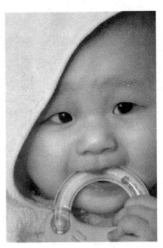

口唇的色泽，与全身的气血是否充盈有关。脾为气血生化之源，口唇的色泽是否红润，为脾胃运化水谷精微的功能状态的反映。《素问·五脏生成篇》说："脾之合肉也，其荣唇也。"

# 脾胃养生法

## 早饭吃好，勿食过热

### 辰时胃经当令，早饭宜吃好

辰时是指早晨7点到9点，这个时候胃经当令，是气血流注胃经的时候。按照人体的自然规律，这时就应该吃早餐，让胃经"有活干"。所以，辰时又被称为"食时"。这是因为经脉气血是从子时一阳初生，到卯时阳气就全升起来了。辰时，太阳已经升起来了，这个时候吃早饭，能够补充人体能量。所以早饭应吃得丰盛。

此外，早饭吃得丰盛不容易发胖，因为上午是自然界阳气最足的时候，也是人体阳气气机最旺盛的时候，这时候吃饭最容易消化。上午9点以后就是脾经当令了，脾经能够通过运化把食物变成精血，然后输送到人的全身，所以早饭一定要吃好吃饱，只要不是过于异常的食物量，就不用担心吃得太多会发胖。

### 食物过热易伤胃

因为胃喜温恶寒，所以中国人一向喜欢热食。然而，一项临床研究报告指出，吃得过冷、过热都有损胃肠道和身体机能，平时多吃和体温相近的食物，可以延缓胃老化，助人延年益寿。

从冒着热气的面条，到馅料热乎的包子、饺子，以及滚烫的火锅，中国人的饮食一直离不开"热"这个字。这是因为，亚洲人体质相对较弱，吃热食可以为身体提供更多的能量，帮助人们御寒、保持体温。相比之下，欧美等地的人体格更壮，平时吃的牛肉等食物本身热量更高，因此对食物温度没有特别的要求，他们的饮食结构中冷食也较多。

尽管如此，现在有越来越多的研究显示，饮食过热和食管癌等多种消化道疾病息息相关。这是因为人的食管壁是由黏膜组成的，非常娇嫩，只能耐受不超过60℃的食物，超过这个温度，食管的黏膜就会被烫伤。过烫的食物温度常在80℃左右，如刚沏好的茶水，温度甚至可达90℃，很容易烫伤食管壁黏膜。如果经常吃烫的食物，黏膜损伤尚未修复又受到烫伤，可形成浅表溃疡。反复地烫伤、修复，就会引起黏膜变化，可进一步发展为肿瘤。

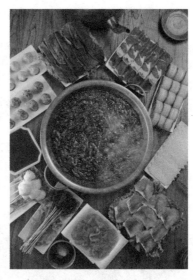

中医也不主张饮食过热。在消化道内，食物的消化过程适宜在接近体温的温度下进行。过热的食物会导致气血过度活跃，胃肠道血管扩张，对胃产生刺激。同时，多吃过热的食物还易使人生发内热，热伤胃阴，对胃正常功能的发挥产生不良影响。

最合适的食物温度是"不凉也不热"，用嘴唇感觉有一点点温，也不烫口，就是最适宜的。同样，人们在饮水时也应该讲究温度。日常最好饮用温水，水温在18~45℃为宜。过烫的水不仅会损伤牙釉质，还会强烈刺激咽喉和胃黏膜，增加患癌的风险。即使在冬天，喝的水也不宜超过50℃。

对于身体虚弱很怕冷，喜爱热食的人，平时可适量吃些姜、胡椒、肉桂、辣椒等有"产热"作用的食物，这样既不会损伤食管，还有额外的保健功效。

## 这些运动可以强健脾胃

### 揉腹运动

揉腹运动的养生原理是通过揉腹调整人体阴阳气血、改善脏腑功能。双手交替按摩腹部，可以治疗食物积滞于胃、滞化不行、胃脘胀痛、气滞不顺、血行欠畅、胃肠积满等。

具体做法：用左手掌自上而下（从胃部到下腹部）先轻后重推摩36下；换右手掌推摩36下，然后用左手掌推摩全腹36下，最后用右手掌推摩全腹36下，直推至腹内无积块。

注意：应每晚平卧在床上进行，揉腹时不可过饱或过饥。

## 托腹运动

托腹运动能对五脏六腑起到调理作用，是防治脾胃疾病和习惯性便秘的好方法。

具体做法：双脚分开与肩同宽站立，全身放松，两手叠在一起，手心在上，身下沉；两手托住小腹不动，眼微闭，略屈膝，脚后跟抬起、放下使身体抖动200～300次，抖动的速度不快不慢。

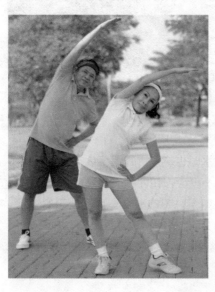

## 扭腰运动

扭腰运动不仅有健胃、健脾的功效，而且对便秘、腰部痛、失眠也有很好的疗效。

具体做法：站立，双脚分开与肩同宽，放松上身；左手叉腰，右臂上举，身体向左侧弯曲至最大限度，双足不可移动；然后换边练习，方法同上。每组左右共扭腰60次，每天5组，共300次。

注意：高血压、头晕者动作要放慢，防止跌倒。

## 站立弯膝运动

这个动作对缓解消化不良与便秘很有帮助。

具体做法：双脚分开与肩同宽站立，双手轻放膝上，身体微向前弯。深吸一口气，吐气时缓慢收缩腹部肌肉，让腹部肌肉呈凹陷状，但不要勉强用力，否则会感到不舒服。保持该姿势5～20秒，不要憋气，然后顺势将肺部气体排出，放松肌肉。一天重复4～7次。

## 脚趾运动

从经络看，足阳明胃经经过脚的第二趾和第三趾之间，管脾胃的内庭穴也在脚趾的部位。一般来说，脾胃功能强的人，站立时脚趾抓地也很牢固。脾胃功能较弱的人，脚趾抓力则较弱。因此，脾胃虚弱者不妨经常锻炼脚趾，以畅通胃经，增强脾胃动力。具体运动如下。

①脚趾抓地。采取站或坐的姿势，双腿分开与肩同宽，将双脚放平，脚心紧贴地面，凝神息虑，连续做脚趾抓地的动作60～90次。在做此动作时可赤脚或穿柔软的平底鞋，练习时可采取抓地、放松相结合的方式，对经络形成松紧交替刺激，每日可重复多次。

②脚趾取物。洗脚时可在脚盆里放一些椭圆形、大小适中、干净的鹅卵石，在泡脚的同时练习用第二、三脚趾反复夹取这些鹅卵石。坚持进行此项练习可逐渐增强脾胃功能，对胃病患者大有裨益。这里特别需要提醒糖尿病患者，所选取的物体表面一定要光滑，以免划伤皮肤，引起感染。

③扳脚趾。在看电视或休息时可反复将脚趾往上扳或往下扳，同时配合按摩第二、三脚趾趾缝间的内庭穴。对于消化不良、口臭、便秘的患者，宜顺着脚趾的方向按摩此穴，以达到泻胃火的目的；对于脾胃虚弱、腹泻、受凉或进食生冷食物后胃痛加重的患者，可逆着脚趾的方向推揉此穴，以达到补脾胃的目的。

以上几种养脾胃的运动方式只是能达到辅助的功效，防治疾病最重要的是在日常生活中要有良好的生活习惯。

## 顺时养脾胃很重要

### 春季养脾要点

脾四季可养，这里说下春季养脾胃要点，春天是肝旺而脾弱的，脾土被肝木所困，容易致脾胃输送、消化功能受影响，出现腹胀、腹痛等毛病。因此，春天的一个重要的任务就是健脾养胃。养脾胃需静心，使肝气不横逆，脾胃安宁，脾胃运化功能才得以正常运转，以达到健脾养胃的目的。

春天是人体升发的季节，生长需要能量，在脾胃的饮食调养上，孙思邈在《千金方》中早有经验："春七十二日，省酸增甘，以养脾气。"因此，春天里我们最好少吃点酸味食物，多吃点甜味食物，以养脾脏之气，

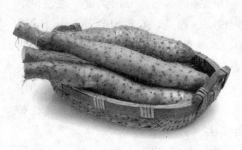

比如我们前面说过的山药、莲藕、萝卜等。此外，春季为万物升发之始，阳气升发，这就要我们少吃辛辣、油腻的食物，以免助阳外泄，使肝木升发太过而克伤脾土。

春天，自然界的阳气开始升发，同时春天的风也比较大，这时我们一定要做到"虚邪贼风，避之有时"，要随气温的变化增减衣服，顺应春季气候多变的规律来保暖防寒，不使阳气受遏。孙思邈主张春天穿衣宜"下厚上薄"，以养阳收阴。

根据春气升发的特点，我们可以按摩太冲、足三里、中脘等穴，以疏肝健脾胃。

## 夏秋宜养脾

人生活在自然界中，人体五脏与自然界四时阴阳相通应，其中，也有中医认为脾与长夏相通应。《素问·脏气法时论》中说："脾主长夏……"，长夏，历"夏至、大暑、立秋、处暑至白露"，相当于每年的暮夏初秋6月中旬至8月中旬，即"三伏天"。

从现代医学的观点来看，在阴雨连绵的天气里，空气潮湿，衣物和食品都容易返潮、发霉。若穿着返潮的衣物，容易感冒或诱发关节疼痛；吃了霉烂变质的食品，就会引起肠胃炎，甚至导致食物中毒。所以在夏季一定要注意饮食、起居应时应机，保养好脾脏。

那么，夏秋季该如何养脾呢？专家提醒夏秋养脾可以从以下几方面进行。

**夏季健脾和胃**：保养脾胃首先应重视保护脾胃功能，补益脾阳。多吃一些健脾和胃的食物，如茯苓、山药、糯米、莲子肉、豇豆、小米等都是适合夏季清补健脾的食物。

**按摩丰隆、足三里、脾俞等穴位**：丰隆是化湿要穴；脾俞可健脾和胃；足三里能补中益气、通经活络。以上三穴每天按摩，也不失为一种让脾胃"避暑"的好办法。

**入秋忌食生冷**：饮冷无度致使中气内虚，从而导致暑热与风寒之邪乘虚而入，最损脾胃。入秋后，虽然天气仍然很炎热，但是阳气已逐渐消退，除了南部沿海的广东、海南等省，我国多数省市都不宜再食用消暑水果。

立秋后宜以"淡补"为主：与肉食相比，叶类、花菜和部分瓜果蔬菜的淡补功效更为突出。因此选择一些清淡食物，如茄子、鲜藕、绿豆芽、丝瓜、黄瓜、冬瓜、苦瓜等清淡食物都具有清暑化湿的功效。

## 巳时脾经当令，主运化

巳时是指上午9点到11点。这时气血运行到足太阴脾经。脾气旺，有利于运化、吸收营养、生血，此时人的体力达到高峰期。

巳时养脾的秘诀如下。

一是叩齿咽津。有利于帮助食物消化，吸收营养物质。

二是拍打足太阴脾经，它位于大腿内侧的前缘以及小腿内侧正中线。

三是保护好脾的运化功能。脾喜燥恶湿，湿易伤脾气，造成脾困。脾困怎么理解呢？好比脾睡着了，睡着了当然就不工作了，脾就不能运化，不能吸收营养，则组织器官得不到滋养，没有能量供给，气血被阻滞，有害物质排不出去，就会伤及其他脏腑。

四是适当运动。脾在体合肉，如果老不运动，肌肉就会慢慢变得松弛，脾的功能也会受到影响。

五是晒晒太阳。巳时太阳已经升起，阳气已出，晒晒太阳有助于补充脾的阳气，促进身体对营养的吸收。

# 本草药膳，补益脾胃

脾素被称为"后天之本""气血生化之源"，其运化功能直接关系到人体的整个生命活动。胃是人体的加油站，人体的健康以及需要的能量来源于胃的摄取。因此，好好爱护脾胃，才能拥有健康的身体！

## 健脾胃常用药材和食材

日常生活中，用于健脾胃的药材和食材有黄芪、山药、党参、太子参、肉豆蔻、佛手柑、砂仁、陈皮、白术、高良姜、鸡内金、山楂、薏米、猪肚、牛肉、鲫鱼、糯米、花生、玉米、南瓜等。食用这些药材与食材，可以有效地改善脾胃功能，且这些药材、食材可以互相组合做出各种具有健脾益胃功效的药膳。

对胃有好处的食物多以温热为主，吃温热食物是一个养胃的好习惯。脾胃的养护除了要注重饮食的选择外，饮食习惯也非常重要。

例如，吃饭不要吃太饱，七八分饱已足够；吃饭不宜过快，要细嚼慢咽；少食多餐等。这对养护脾胃都有很好的帮助。

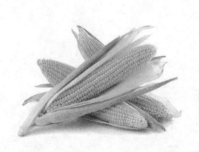
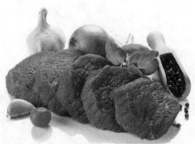

# 黄芪

**补气升阳、益卫固表**

【性味归经】

性温，味甘。

归肺、脾经。

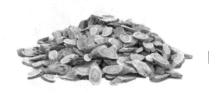

【煲汤适用量】

9～30克。

【适合体质】

气虚体质。

## 功效主治

黄芪具有补气升阳、益卫固表、利尿排毒、排脓敛疮、生肌的功效。主治气虚乏力、食少便溏、中气下陷、久泻脱肛、便血崩漏、表虚自汗、痈疽难溃、久溃不敛、血虚萎黄、内热消渴等。

---

# 山药

**补益脾胃的最佳之选**

【性味归经】

性平，味甘。

归脾、肺、肾经。

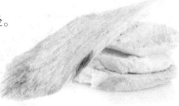

【煲汤适用量】

10～20克（干）。

【适合体质】

除痰湿体质外，其他体质基本都可食用，气虚体质食之尤佳。

## 功效主治

山药具有滋阴润肺、益气、调节呼吸系统的功效，也有补益脾胃的功效，能补脾气、益脾阴、促进胃蠕动、帮助消化以及治疗食欲不振、便秘等。山药祛风解毒，可减少皮下脂肪积聚，对纤体有一定功效。还能清虚热、止渴止泻、消炎抑菌。

# 肉豆蔻 　　温中行气的消食常用药

【性味归经】

性温，味辛。

归脾、胃、大肠经。

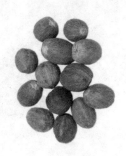

【煲汤适用量】

3～10克。

【适合体质】

阳虚体质。

功效主治

肉豆蔻具有温中行气、消食固肠的功效。其作用为收敛、止泻、健胃、排气，用于脾胃虚寒、脘腹胀痛、久泻不止等。

---

# 佛手 　　和胃理气，健脾止呕

【性味归经】

性温，味辛、苦、酸。

归肝、脾、胃、肺经。

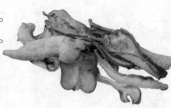

【煲汤适用量】

6～9克（干）。

【适合体质】

气郁体质。

功效主治

佛手具有和胃理气、健脾止呕、化痰止咳的功效。可用于治疗脾胃气滞、消化不良、舌苔厚腻、胸闷气胀、呕吐咳嗽以及胃痛等。对于胸闷气滞、胃脘疼痛、食欲不振或呕吐等症，可配合木香、香附等药同用。

# 砂仁

## 药材中的醒脾调胃专家

【性味归经】
　　性温，味微辛。
　　归胃、肾、脾经。

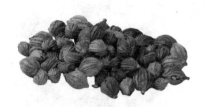

【煲汤适用量】
　　3～6克。

【适合体质】
　　气郁体质。

功效主治
　　砂仁具有行气调中、醒脾调胃的功效。用于治疗消化不良、寒湿泻痢、脾胃虚寒，还可治疗妊娠呕吐、胎动不安。砂仁所含的挥发油具有促进消化液分泌、增强胃肠蠕动的作用。

---

# 陈皮

## 理气健脾，燥湿化痰

【性味归经】
　　性温，味苦、辛。
　　归脾、肺经。

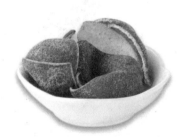

【煲汤适用量】
　　5～10克。

【适合体质】
　　气郁体质，
痰湿体质。

功效主治
　　陈皮具有理气健脾、燥湿化痰的功效。主要用于治疗脾胃气滞之脘腹胀满、消化不良；湿浊阻中之胸闷腹胀、纳呆、便溏；痰湿壅肺之咳嗽气喘等。

# 白术 　　补气健脾，燥湿利水

【性味归经】

性温，味苦、甘。
归脾、胃经。

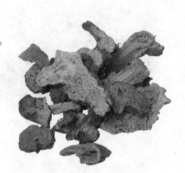

【煲汤适用量】

6～12克。

【适合体质】

痰湿体质，
气虚体质。

### 功效主治

白术有补气健脾、燥湿利水、止汗、安胎的功效。常用于脾胃虚弱、倦怠少气、虚胀腹泻、水肿、黄疸、小便不利、自汗、胎动不安等的治疗。白术可促进肠胃运动，帮助消化，还对呕吐、腹泻有一定的作用，常配伍人参、茯苓等药。

# 高良姜 　　温胃止呕的良药

【性味归经】

性热，味辛。
归脾、胃经。

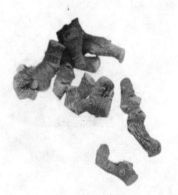

【煲汤适用量】

3～6克。

【适合体质】

阳虚体质。

### 功效主治

高良姜具有温胃散寒、消食止呕的功效。用于脘腹冷痛、胃寒呕吐、嗳气吞酸等症。凡中焦寒凝，或冷物所伤、脘腹冷痛者，可与干姜同用；若脾胃虚弱而脘腹冷痛者，可与香附配伍，以散寒止痛。

# 鸡内金

### 消食健脾，治疗厌食的良药

【性味归经】

性平、味甘。

归脾、胃、小肠、膀胱经。

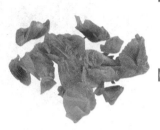

【煲汤适用量】

3～10克。

【适合体质】

阳虚体质。

功效主治

鸡内金具有消积滞、健脾胃的功效。可治食积胀满、呕吐反胃、泻痢、疳积、消渴、遗尿、喉痹、乳蛾、牙疳口疮。现代药理研究发现，鸡内金有增强胃蛋白酶活性的作用。

# 山楂

### 消食化积，行气散瘀

【性味归经】

性微温，味酸、甘。

归脾、胃、肝经。

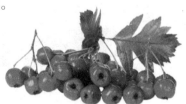

【煲汤适用量】

9～12克。

【适合体质】

气郁体质。

功效主治

山楂具有消食化积、行气散瘀的功效。可用于肉食积滞、泻痢腹痛。山楂可缓慢而持久地降低血压，有使血管扩张、强心、改善动脉粥样硬化的作用。

# 牛肉

## 补中益气，滋养脾胃

【性味归经】

性温，味甘。

归脾、胃经。

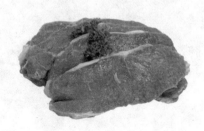

【煲汤适用量】

50～250克。

【适合体质】

气虚体质。

### 功效主治

牛肉有补中益气、滋养脾胃、强健筋骨、化痰息风、止渴止涎的功效。对虚损羸瘦、消渴、脾弱不运、癖积、水肿、腰膝酸软、久病体虚、面色萎黄、头晕目眩等有食疗作用。

# 鲫鱼

## 健脾开胃，益气利水

【性味归经】

性平，味甘。

归脾、胃、大肠经。

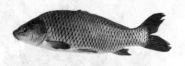

【煲汤适用量】

50～200克。

【适合体质】

气虚体质。

### 功效主治

鲫鱼可补阴血、通血脉、补体虚，还有健脾开胃、益气利水、清热解毒、通络下乳、祛风湿之功效。鱼肉中富含极高的蛋白质，而且易被人体吸收，氨基酸含量也很高，所以对促进智力发育、降低胆固醇和血液黏滞度、预防心脑血管疾病有明显作用。

# 第五章

# 老中医 教你润肺益气

●黄帝内经说：「肺者，相傅之官，治节出焉。」

从字面上看，「相」，即宰相，「傅」则是师傅的意思。所谓「相傅之官」，就是指皇帝的宰相或者老师。从医学解剖来看，肺的位置高于心脏。心为君主之官，肺就是相傅之官，很多时候是心的老师，所以处于君主之上。

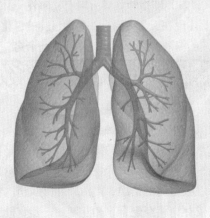

# 肺脏的生理功能

## 认识肺脏的生理功能

肺居胸腔，左右各一，上接气管、喉，与鼻相通。诸脏腑中，肺位最高，故称"华盖"。由于肺叶娇嫩，不耐寒热，易被邪侵，故又称"娇脏"。肺的主要生理功能是主气、司呼吸，主通调水道，朝百脉。

**肺主气、司呼吸：** 指肺具有主呼吸之气和主一身之气的作用。肺是主宰呼吸的器官，借由肺的运作，呼吸才能规律。肺是体内外气体交换的场所，人体通过肺从自然界吸入清气，呼出体内的浊气，使体内外的气体不断交换。正是由于不断地呼浊吸清，吐故纳新，才促进了人体气的生成，调节浊气的升降出入运动，从而保证了人体新陈代谢的正常进行。

**肺主通调水道：** 指肺气宣发和肃降对于体内津液代谢具有疏通和调节的作用。一般这个重任是肺与脾、肾共同参与完成的。肺的这一作用主要体现在以下两个方面：①肺气宣发，即指肺气具有向上、向外、升宣、发散的生理功能。肺的这一作用主要体现在三个方面：一是通过肺的气化功能，呼出体内的浊气；二是将脾所传输的津液和水谷精微，上输头面诸窍，外达皮毛肌腠；三是宣发卫气，调节腠理之开合，将代谢后的津液转化为汗液，排到体外。②肺气肃降，指肺具有排出肺内各种异物，使呼吸道通畅，呼吸平稳，从而保持肺脏清虚之性的功能。肺的这一作用也体现在三个方面：一是吸入自然界之清气，并将吸入之清气与水谷精气相融合而成的宗气向下布散至脐下，下纳于肾，以资元气。二是将脾传输至肺的津液及部分水谷精微向下、向内布散于其他脏腑以濡润之；将脏腑代谢后产生的浊液下输于肾或膀胱，成为尿液生成之源。三是保持呼吸道内的洁净，肃清肺和呼吸道内的异物。肺气的宣发和肃降，两者相互依存，相互配合，相互制约，能宣能降，则使气能出能入，能升能降。

**肺朝百脉：** 指全身的血液都要通过经脉而会聚于肺，经肺的呼吸进行气体交换，而后输布于全身。

## 了解肺脏的功能表现

肺除了主气、司呼吸，通调水道和朝百脉三大功能外，肺在志、在液、在体和在窍的四大功能表现如下。

**肺在志为忧：** 以五志分属五脏，则肺在志为忧，若以七情配属五脏，则悲、忧同属于肺。悲哀和忧伤，在一般情况下，并不会都导致人体发病。只有在过度悲伤情况下，才能成为致病因素。它对人体的主要影响是使气不断地消耗。由于肺主气，所以悲忧易伤肺。反之，在肺虚时，则人体对外来非良性刺激的耐受性就会下降，从而易于产生悲忧的情绪。

**肺在液为涕：** 涕，即鼻涕，为鼻腔黏膜分泌的一种黏液，具有润泽鼻窍的功能，并能防御外邪，有助于肺的呼吸。故《素问·宣明五气篇》说："五脏化液……肺为涕。"在正常情况下，涕液润泽鼻窍而不外流；在临床上观察涕的变化，常有助于肺病的诊断。如风寒犯肺，则鼻流清涕；风热犯肺，则鼻流黄稠涕；燥邪伤肺，则鼻干而无涕。

**肺在体合皮，其华在毛：** 肺与皮毛在生理或病理上存在着十分密切的内在联系。主要体现在以下两方面：①肺对皮毛的作用。肺输精于皮毛，肺气宣发，可以把卫气、水谷精微和津液输送到体表，温养肌肤、润泽皮毛。故《素问·五脏生成篇》说："肺之合皮也，其荣毛也。"肺的生理功能正常，则皮肤致密，毫毛有光泽，抗御外邪侵袭的能力亦较强；反之，肺气虚损，宣发卫气和输精于皮毛的功能减弱，则卫表不固，抗御外邪侵袭之能力低下，即可出现多汗或自汗，或皮毛枯槁等病理表现。②皮毛对肺的作用。皮毛宣散肺气，中医学把汗孔称作"气门"，即人体皮表之汗孔，不仅排泄由津液所化之汗液，实际也随着肺气的宣发和肃降进行着体内外的气体交换。皮毛受邪，也可内舍于肺。

**肺在窍为鼻，喉为肺之门户：** 鼻为肺之窍，鼻与喉相通而联于肺，鼻与喉皆是呼吸道的重要部分。肺通过鼻窍与外界直接相通。鼻的主要生理功能有两方面：一是通气功能，鼻、喉本身是呼吸道的一部分，其通畅与否，直接关系呼吸能否顺畅进行。二是嗅觉功能，可分辨各种气味。如《灵枢·脉度》说："肺气通于鼻，肺和则鼻能知臭香矣。"喉主通气和发声，但均依赖于肺气才能完成，故称喉为肺之门户。

在病理情况下，肺的功能失常，常引发鼻与喉的病变，可见鼻塞、流涕、打喷嚏、喉痒、喉痛、音哑或失音等；而外邪侵袭，也常从口鼻而入，引发肺的病变。

# 肺脏养生法

## 如何通过呼吸养肺

### 正确呼吸提升肺活量

肺活量是指在不限时间的情况下，一次尽最大能力吸气后再尽最大能力呼出所有的气量，这代表肺一次通气最大气量。下面介绍几种有利于健康的呼吸方法，经常练习，可使肺部得到锻炼，提升肺活量。

腹式呼吸法：放松身体，两鼻孔慢慢吸气，膈肌下降，将空气吸入腹部，手能感觉到腹部越抬越高，将空气压入肺部底层。吐气时，慢慢收缩腹部肌肉，膈肌上升，将空气排出肺部。吐气的时间是吸气的时间的2倍。进行这种呼吸方式的目的是增加肺容量，尤其有利于肺气肿患者病情的缓解。

蒲公英呼吸法：快速吸满一口气，呼气时像吹蒲公英一样慢慢"吹"出，目的是让空气在肺里停留的时间长一些，让肺部气体交换更充分，支气管炎患者可经常练习。用鼻子深吸一口气，嘴唇缩拢，轻轻地吹气，就好像在吹蒲公英，不停地通过嘴短促呼气直到肺内空气全部被呼出。重复练习8～12次，然后正常呼吸。这是一个柔和的呼吸练习，有助于加强个人对呼吸的控制，可达到镇静安神的作用。

运动呼吸法：在行走或是慢跑中主动加大呼吸量，慢吸快呼，随着吸气将胸廓慢慢地拉大，呼出要快。每组锻炼不要少于20次，每天可进行若干组。

另外，也可直接用吸入水蒸气的办法使肺脏得到滋润。方法很简单：将热水倒入茶杯中，用鼻子对准茶杯吸入水蒸气，每次10分钟左右，早晚各一次，支气管炎患者不宜使用此法。

### 给你的鼻子洗洗澡

作为空气进出的主要通道，鼻子无疑成为让肺脏免受污染、确保健康的重要关卡。每天大量吸入的空气和体内排出的各种气体，主要还是通过鼻子进进出出。鼻腔内的黏膜、鼻毛和分泌的黏液，起了保温、过滤气体和滋润鼻腔的作用，宛如一个会自动加温的"筛子"。在这个"筛子"内部，每天都会留下相当多的杂质、细菌和被黏液黏附的物体，这些东西如果不经常清除，将堵塞鼻腔的呼吸通道，减少单位时间内氧气的摄入量，还可能引发一些鼻部的炎症，以及其他呼吸道疾病。

那么，应该如何保持鼻腔清洁呢？挖鼻孔的方法既不雅观，又容易导致鼻腔内黏膜的损伤，绝对不是一个好方法，以下几种方法才是科学可取的。

**湿巾法**：湿巾超市里就可以买到，最好是有消毒功效的湿巾，轻轻地用它擦拭鼻腔内壁即可。

**棉签法**：取一根棉签，蘸点温开水，慢慢探进鼻孔里，轻柔地做划圈运动就可以了。记住动作要轻，也别进入太深，否则会伤到鼻内组织。

还可正确使用洗鼻器来清洁鼻腔，需要注意的是，除非经过医生开具处方，否则千万不要自己擅用药物清洁鼻子。

## 这些运动可以强健肺部

### 运动增强肺功能

几乎所有的运动都可以锻炼肺活量，因为人在运动中，血液循环加快，肺就会加快血氧交换，从而增强肺功能。

**伸展运动**：双臂伸直向前上方高举，缓慢而有力地向头后方伸展。上体也可轻微地向后弯，尽量让肩关节达到最大活动幅度，使肩关节有明显的"后震"感，随后双臂收回到身体两侧。双臂上举时吸气，双臂收回时呼气，反复做30～50次。

**扩胸运动**：双臂伸直，手掌向下，向前平举，保持手掌向下，缓慢而有力地分别向两侧做展胸动作，然后从两侧收回到

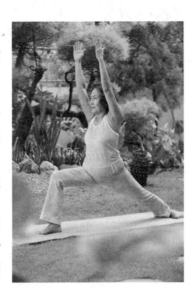

身体两侧。双臂打开时吸气，双臂收回时呼气，开始练习时，可反复做50次，以后逐渐增加到100次。

慢跑：慢跑是锻炼肺部功能的有效简便方法。每次慢跑300～500米即可。跑步时注意做到呼吸自然，节奏适宜，距离适当，强度不宜过大，千万不要憋气。另外，一定要坚持运动。

游泳：由于压力和阻力原因，游泳能对肺脏进行很好的锻炼，可以增强呼吸系统的功能，加大肺活量；还能使皮肤血管扩张，改善皮肤血管供血，长期坚持能加强皮肤的血液循环。

此外，能增强肺功能的锻炼方法还有踢足球、打篮球、折返跑等。需要注意的是不管选择哪一种方法，都要持之以恒经常练习才能有效。经常进行以上一种或两种运动，都可以增加呼吸肌的力量，提高肺的弹性，增加呼吸的深度，提高和改善肺功能。

## 顺时养肺很重要

### 秋主肺，宜保养好肺脏

中医认为，秋令与肺气相应，秋天燥邪与寒邪最易伤肺。呼吸系统的慢性疾病也多在秋末天气较冷时复发，所以秋季保健以养肺为主。秋季养肺，主要需要做到以下几点。

固护肌表：中医认为，肺在体合皮，而风寒之邪最易犯肺，诱发或加重咳嗽、哮喘等呼吸系统疾病。故在秋季天气变凉之时，肺气虚弱者应及时增加衣服，增强机体抵抗力，预防风寒以免外邪伤肺。

滋阴润肺：秋天气候干燥，空气湿度小，人们常有皮肤干燥、口干鼻燥、咽痒咳嗽、大便秘结等症。因此，秋令养肺为先。肺喜润而恶燥，燥邪易伤肺。生活上，应注意室内保持一定湿度，避免剧烈运动使人大汗淋漓、耗津伤液。饮食上，则应以"滋阴润肺""少辛增酸"为原则，可适当多吃些梨、蜂蜜、核桃、牛奶、百合、银耳、莲藕等益肺食物，少吃辣椒、葱、姜、蒜等辛辣燥热之物。

防忧伤肺：忧思惊恐等七情皆可影响气机而致病，其中以忧伤肺。现代医学证实，常忧愁伤感之人易患外感病症。特别到了深秋时节，在外游子与老人最易伤感，抗病能力下降，致哮喘等宿疾复发或加重。因此，秋天应特别注意避免伤感，以保养肺气。

**补脾益肺**：中医非常重视饮食进补以补脾益肺，肺气虚者，宜进食人参、黄芪、山药、大枣、莲子、百合、甘草等食物，以增强抗病能力，有利于肺部疾病之防治。

**宜通便**：肺与大肠相表里，若大肠传导功能正常则肺气宣降；若大肠传导功能失常，大便秘结，则肺气壅闭，气逆不降，致咳嗽、气喘、胸中憋闷等症加重，故防止便秘，对保持肺气宣通十分重要。

## 寅时肺经当令宜睡眠

寅时是指凌晨 3 点到 5 点，这个时辰肺经当令，是呼吸运作的时间，其特点是"多气少血""肺朝百脉"。肺将肝所储藏的新鲜血液送往全身，迎接新的一天到来。这样，人在清晨才能面色红润，精力充沛。

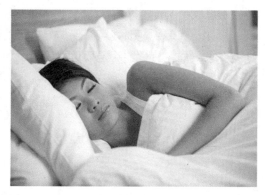

寅时是一个很重要的时间，因为这个时候是阳气的开端，也是人的气机的开端，现在的正月也是从寅月开始的。在《黄帝内经》里十二经脉也是这样一个顺序：肺、大肠、胃、脾、心、小肠、膀胱、肾、心包、三焦、胆、肝。在这段时间内，人体从静变为动，开始了一个转化的过程，这就需要有一个深度的睡眠来完成。肺经实际上是"主一身之气""主治节"的。从凌晨3点到5点，人体的气血开始重新分配，心需要多少，肾需要多少，这个气血的分配是由肺经来完成的。所以凌晨3点到5点的时候，应该是人睡得最沉的时候。如果人在气血重新分配的过程中醒来，就说明气血量不足了，是非常不好的。

因此，我们家里如果有老人和心脏病患者的话，就一定要叮嘱他晚点起床，同时尽量不要晨练。因为锻炼其实是很讲究时辰的，早晨气血刚刚开始分配，这个时候锻炼，等于又生硬地调一些气血上来，这样就容易导致猝死。

## 寒气最易伤肺，寅时一定要关空调

在夏天的时候，因为天气炎热，许多人都喜欢将空调或电扇开到最大，光着上半身，什么也不盖就睡觉。但第二天一醒来，总是感觉浑身乏力，骨节酸痛，精神委顿。这是什么原因呢？其实就是肺受了寒。

肺是人体最娇贵的脏器，因此又称之为"娇脏"。在凌晨3点多的时候，肺经开始"值班"，负责输布身体的气血，而此时已经到了后半夜，寒邪下注，室内暑湿上蒸，二者相交在一起，寒气就很容易从呼吸道进入肺部，进而侵入人体，导致人体经脉阻滞、气血不通，出现腹部疼痛、呕吐、不思饮食、腹泻等症状。

因此，我们一定要在寅时保护好自己的肺经，不让其受到寒气侵袭。这就要求我们在睡觉前一定要关好门窗，如果用空调或电扇，一定调好时间，确保它在凌晨3点之前关闭。

# 提防生活中的"伤肺元素"

## 远离香烟保护肺脏

众所皆知吸烟危害健康，其中，吸烟危害最大的器官就是人体的肺脏。肺脏是人体呼吸的重要器官，若受到烟中的有害物质的侵蚀，会引发各类呼吸系统疾病，严重时可能导致肺癌的发生。

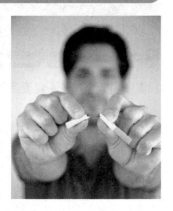

香烟燃烧以后，烟雾里有约3 000种有害物质，其中尼古丁、焦油都是致癌物质，这些物质均会对肺脏产生重大危害。流行病学调查表明，吸烟是肺癌的重要致病因素之一。临床研究和动物实验表明，烟雾中的致癌物质还能通过胎盘影响胎儿，致使胎儿的癌症发病率显著增高。

此外，长期地吸入二手烟，会使人出现各种呼吸道疾病。对于孕妇来说，吸烟还会造成流产、死胎等严重后果。

可见，吸烟或者吸二手烟都是一件有百害而无一利的事。为了自己和家人的身体健康，都应该远离香烟。

## 空气流通预防肺结核

肺脏疾病多由空气中的细菌或病毒侵入人体引起，尤其是肺结核。肺结核是由结核分枝杆菌侵入人体引起的一种具有较强传染性的疾病，可以通过呼吸道、消化道和皮肤等途径传染。长时间处在空气不流通的人员密集场所，感染肺结核等传染性疾病的概率比较大。

为了预防肺结核，居家一定要注意空气流通，保持环境卫生。要注意

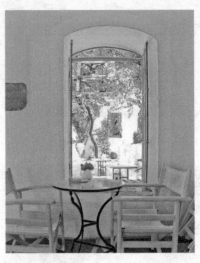

做到，一天打开两次窗户，一次20～30分钟，以保持通风。

为了预防肺结核，被子、衣服要常在太阳下暴晒。注意一定是在太阳下直晒，而不是隔着玻璃暴晒，因为玻璃可以隔离大部分太阳光中的紫外线，而紫外线是杀死结核分枝杆菌的关键因素。另外，对于肺结核患者的生活用品一定要进行消毒。一可用煮沸法，比如内衣可用煮沸法消毒；二可用干热法，比如金属碗筷可以直接在火上加热，起到迅速消毒的作用。专家特别强调，肺结核患者咳出的痰液，一定要用纸包裹住并用火烧掉。

## 空气清新剂会伤肺

身处在污浊的空气中时，喷一些空气清新剂则可以更大范围地去除异味，因此空气清新剂成为许多家庭的常用品。但是，关于空气清新剂含有害成分的质疑声也一直没有停止过。空气清新剂中通常含有一种挥发性的有机化合物对二氯苯，会导致短期的肺部问题。

在美国的一项研究中，一组研究人员对953名成年人随访了6年，结果发现，肺中对二氯苯浓度较高的人有肺功能降低的体征。要知道，即使是呼吸功能轻微下降也意味着对肺脏有莫大的伤害。随着对二氯苯水平的升高，发生哮喘的危险也随之升高。

好消息是，一些空气清新剂厂家已经意识到了这个问题，家用产品中看到对二氯苯的概率越来越低了。但是，像便池除臭剂、卫生球除臭剂这些用品中，仍普遍用到这一成分。许多廉价的"三无"空气清新剂中，也往往含有对二氯苯。所以，在购买除臭剂时，没有成分说明标签的不要买，如果成分中有对二氯苯的也不要买。

# 本草药膳，润肺益气

肺脏是人体呼吸的枢纽，顺畅的呼吸能使人们容光焕发、精神爽朗。若肺部功能失常，就会导致身体各方面的不适。因此，养护好肺脏，对人体来说具有重要的意义；而药膳则是人们润肺益气的不二之选。

## 润肺常用的药材和食材

"以食润燥"是指食用生津润肺、养阴清燥的食品从而调理肺脏，最适合在气候或环境干燥的时候食用。

养肺润肺的食养法则，总的一点，是要多吃鲜蔬、永果，因为水果和蔬菜中含有大量的维生素和水分，能润肺。如花菜、香芹、菠菜、香菜、青椒、橄榄、山楂、鲜枣、胡萝卜、芒果、南瓜、番茄、西瓜、葡萄。还应该多吃鱼类，如鲑鱼、沙丁鱼、金枪鱼等，这些具有丰富鱼脂的鱼类都能有效保护肺脏。

日常生活中，用于润肺的药材和食材有川贝母、百合、麦冬、沙参、白果、罗汉果、西洋参、天冬、鱼腥草、玉竹、杏仁、枇杷叶、银耳、猪肺、老鸭、蜂蜜、冰糖、梨、丝瓜等。这些药材和食材都能起到提高机体免疫力、润肺的作用。

此外，常吃各种坚果如花生、核桃、榛子、松子、瓜子、莲子等，都能起到提高机体免疫力、预防呼吸道感染的作用。

# 川贝母

## 润肺止咳、清热化痰佳品

【性味归经】

性微寒，味苦、甘。

归肺、心经。

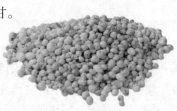

【煲汤适用量】

5～10克。

【适合体质】

阴虚体质。

功效主治

川贝母具有润肺止咳、清热化痰、散结消肿的功效，尤其是清热润肺疗效显著。常用于肺热燥咳、干咳少痰、阴虚劳嗽、咯痰带血，是一味治疗久咳痰喘的良药。

---

# 百合

## 秋季季节性疾病的"防火墙"

【性味归经】

性微寒，味甘。

归肺、心经。

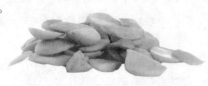

【煲汤适用量】

5～15克（干）。

【适合体质】

阴虚体质。

功效主治

百合具有养阴润肺、清心安神、补中益气、健脾和胃、清热解毒、利尿、凉血止血的功效。适用于燥热咳嗽、阴虚久咳、劳嗽痰血、虚烦惊悸、失眠多梦、精神恍惚、心痛、喉痹、二便不利、浮肿、痈肿疮毒、脚气、产后出血、腹胀、身痛等。

# 麦冬

### 养阴润肺，益胃生津

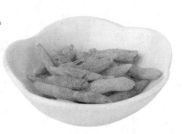

**【性味归经】**

性微寒，味甘、微苦。
归心、肺、胃经。

**【煲汤适用量】**

5~10克。

**【适合体质】**

阴虚体质。

**功效主治**

麦冬具有养阴润肺、益胃生津的功效，常用于肺燥干咳、虚痨咳嗽、津伤口渴、心烦失眠、内热消渴、肠燥便秘、咽痛音哑、吐血、咯血、肺痿、肺痈、咽干口燥等。

---

# 沙参

### 养阴润肺佳品

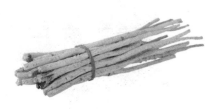

**【性味归经】**

性微寒，味甘。
归肺、胃经。

**【煲汤适用量】**

5~15克。

**【适合体质】**

阴虚体质。

**功效主治**

沙参能清热养阴、润肺止咳，有补阴、补肺气、益肺胃、生津等作用。常用于治疗虚痨久咳、肺虚燥咳，或因热病所引起的咽喉干燥、口渴等症。

# 白果

**敛肺止咳、止带止遗常用药**

【性味归经】

性平，味甘、苦、涩。
归肺、肾经。

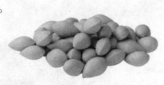

【煲汤适用量】

5～8克。

【适合体质】

痰湿体质。

功效主治

白果具有敛肺气、定喘嗽、止带浊、缩小便的功效。主治哮喘、痰饮咳嗽、带下白浊、遗精、小便频数等，生食还可解酒。

---

# 罗汉果

**清热润肺的保健品**

【性味归经】

性凉，味甘。
归肺、大肠经。

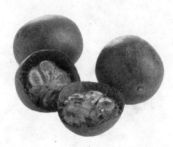

【煲汤适用量】

9～15克。

【适合体质】

痰湿体质。

功效主治

罗汉果有清热润肺、止咳化痰、润肠通便之功效。主治肺热、痰多咳嗽、血燥便秘等。

# 鱼腥草

## 清肺热、排脓痰佳品

【性味归经】
　　性微寒，味辛。
　　归肺经。

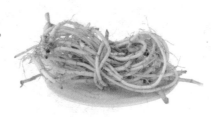

【煲汤适用量】
　　15～25克。

【适合体质】
　　湿热体质。

功效主治

　　鱼腥草具有清热解毒、利尿消肿的功效。主治肺炎、肺脓肿、热痢、疟疾、水肿、淋病、湿热带下、痈肿、痔疮、脱肛、湿疹、秃疮、疥癣等。

# 玉竹

## 养阴润肺，生津开胃

【性味归经】
　　性微寒，味甘。
　　归肺、胃经。

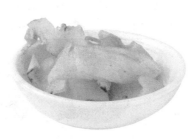

【煲汤适用量】
　　5～10克。

【适合体质】
　　阴虚体质。

功效主治

　　玉竹具有养阴润肺、生津开胃、除烦止渴的功效，常用于燥咳、劳嗽、热病阴液耗伤之咽干口渴、内热消渴、阴虚外感、头昏眩晕、筋脉挛痛等。

# 冰糖

**和胃润肺的调味佳品**

【性味归经】

性平，味甘。

归肺、脾经。

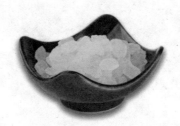

【煲汤适用量】

10～15克。

【适合体质】

平和体质。

功效主治

冰糖具有补中益气、和胃润肺、止咳化痰、去烦止渴、清热降浊、养阴生津、止汗解毒等功效，对中气不足、肺热咳嗽、咯痰带血、阴虚久咳、口干咽燥、咽喉肿痛、小儿盗汗、风火牙痛等有食疗作用。

# 梨

**止咳化痰的甘甜水果**

【性味归经】

性凉，味甘、微酸。

归肺、胃经。

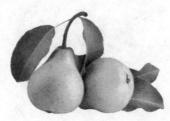

【煲汤适用量】

100～250克。

【适合体质】

阴虚体质。

功效主治

梨有止咳化痰、清热降火、养血生津、润肺去燥、润五脏、镇静安神等功效。对高血压、心脏病、便秘、头晕目眩、失眠多梦的患者，有良好的食疗作用。

# 第六章

# 老中医 教你温补肾脏

●黄帝内经将肾脏比作『作强之官』，古代打仗时，会有战车，战车上一般站三个人，居于中央驾车，奋力保护君主或将军的人就是大力士，而大力士就是『作强之官』。大力士，顾名思义，就是非常有劲的人。中医认为，人们的力气都是从肾脏来的，人有没有力气，其实全看肾脏有没有活力。如果肾脏已经虚了，人就会腰酸，这是肾亏的表现。

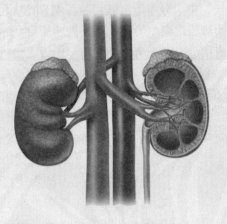

# 肾脏的生理功能

## 认识肾脏的生理功能

肾位于腰部，左右各一，腰为肾之府。肾藏有"先天之精"，为脏腑阴阳之本，生命之源，故称为"先天之本"。其生理功能是主藏精、主水、主纳气。

**肾主藏精**：藏精，是说肾对精气具有封藏作用。在《黄帝内经·素问》里曾经提到"肾者，主蛰，封藏之本，精之处也"，即肾是保存精气的地方。

肾所藏的精气包括"先天之精"和"后天之精"。所谓"先天之精"，是指禀受于父母的生殖之精，它与生俱来，是构成胚胎发育的原始物质，并具有生殖、繁衍后代的基本功能。所谓"后天之精"，则是指维持人体生命活动的营养物质，即人出生之后，来源于人的饮食，通过脾胃运化功能而生成的水谷之精气，主要分布于五脏六腑而成为脏腑之精气，以发挥其滋养、濡润作用，而脏腑之精气经过代谢平衡后所剩余的部分，亦被输注于肾成为肾精的组成部分。"先天之精"与"后天之精"的来源虽然不同，但同藏于肾，而构成精气。

**肾主水**：水，即水液，是体内一切正常液体的总称。肾主水，有广义、狭义之别。广义而言，肾主水是指肾具有主持水液代谢的作用。如《素问·上古天真论》所说"肾者主水，受五脏六腑之精而藏之"；《素问·逆调论》云"肾者水脏，主津液"。狭义而言，主要是指肾中精气的蒸腾气化，对于尿液的生成、排泄及体内津液的代谢

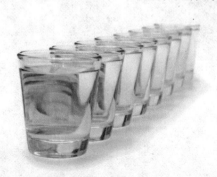

平衡起着主宰和调节作用。

**肾主纳气**：肾有摄纳肺所吸入的清气，防止呼吸表浅的作用，才能保证体内外气体的正常交换。呼吸虽以肺部为主，却需依赖肾脏的纳气作用。肾纳气的功能，实际上就是肾的闭藏作用在呼吸运动中的体现。肺的呼吸要保持一定的深度，所以肾脏的纳气功能正常，呼吸才能均匀调和。反之，呼吸就表浅，会出现动则气喘、呼多吸少等病理现象，称作"肾不纳气"。

## 了解肾脏的功能表现

除了主藏精、主水、主纳气三大功能外，肾在志、在液、在体和在窍的四大功能表现如下。

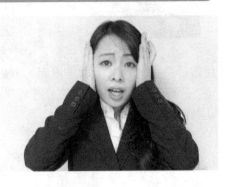

**肾在志为恐**：恐是人们对事物惧怕的一种精神状态。惊与恐相似，但惊为不自知，事出突然而受惊吓；恐为自知，俗称胆怯。惊与恐，对机体的生理活动，是一种不良的刺激。惊恐虽然属肾，但总与心主神志相关。心藏神，神伤则心怯而恐。故《素问·举痛论》说"恐则气下，惊则气乱"即说明惊恐的刺激，对机体气机的运行可产生不良的影响。"恐则气下"是指人在恐惧状态中，上焦的气机闭塞不畅，可使气迫于下焦，则下焦产生胀满，甚则遗尿。"惊则气乱"则是指机体正常的生理活动，可因惊慌而产生一时性的扰乱，出现心神不定、手足无措等现象。故《素问·举痛论》说："惊则心无所倚，神无所归，虑无所定，故气乱矣。"

**肾在液为唾**：唾与涎都是口腔中分泌的一种液体。有人说其清者为涎，稠者为唾。《难经·三十四难》说肾在液为唾。唾为肾精所化，咽而不吐，有滋养肾中精气的作用。若多唾或久唾，则易耗伤肾中精气。以舌抵上腭，待津唾注满口腔后，咽之以养肾精，养生家称此法为"饮玉浆"。但唾与脾胃亦有关，故《杂病源流犀烛·诸汗源流》说："唾为肾液，而肾为胃关，故肾家之唾为病，必见于胃也。"

**肾在体合骨，荣齿，其华在发**：骨，为骨骼，是人体的支架，具有支

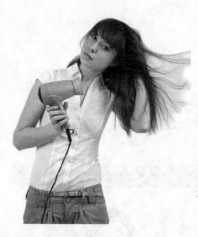

撑、保护人体，主司运动的生理功能，但要靠骨髓来充养。肾精能够生髓，而髓能养骨，故称"肾在体合骨"。

齿，即牙齿，为骨之延续，亦由肾中精气充养。

发，即头发。中医称"发为血之余"。肾其华在发，是指肾精能生血，血能滋养头发，使头发保持良好的生长状态。发的生机根本在肾。人在幼年，肾气逐渐充盈，发长齿更；青壮年，肾气强盛，头发浓密乌黑而有光泽；进入中年老年，肾气逐渐衰减，头发花白脱落，失去光泽。所以《素问·五脏生成篇》说"肾之合骨也，其荣发也"，临床上对于头发枯槁或过早花白脱落的患者，中医往往责之于肾，从肾而治。

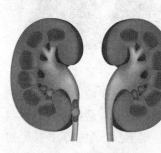

**肾在窍为耳及二阴**：耳为听觉器官，能分辨各种声音，但中医认为，耳的听觉功能与肾的精气盛衰有密切关系。肾精可以充养脑髓，肾精充足，髓海得养，则耳的听觉功能正常，故《灵枢·脉度》说："肾气通于耳，肾和则耳能闻五音矣。"

另外，二阴的功能也与肾相关。二阴，即前阴和后阴。前阴即尿道和外生殖器，具有排尿及生殖功能。尿液的生成与排泄虽由膀胱所主，但要依赖肾的气化功能才能完成。后阴，即肛门，其功能是排泄粪便。粪便的排泄，虽为大肠传化糟粕的生理功能，但亦与肾的气化功能有关。肾阳可以温脾阳，有利于水谷的运化；肾的阴精可濡润大肠，防止大便干结不通。

# 肾脏养生法

## 以按摩方法养护肾脏

### 经常按摩双耳可以强肾

耳位于头面部，由于全身各大脉络会聚于耳，使耳与肾、心、肝、肺、脾等全身各脏腑联系密切，其中与肾脏关系最为密切。

肾是人体重要器官之一，乃先天之本，故《黄帝内经》说"肾气衰，精气亏，天癸竭"，并强调"肾气有余，气脉常勇"是延年益寿的首要条件。又因"肾主藏精，在窍为耳"，耳是"肾"的外部表现，"耳坚者肾坚，耳薄不坚者肾脆"，所以，经常按摩双耳，可以健肾壮腰，增强听觉，清脑醒神，养身延年。摩擦双耳的具体方法主要有以下几种。

**提耳**：右手抬高，经过头顶，以拇指和食指捏着左耳上耳郭，向上轻轻提拉20下。之后，再反之用左手提拉右耳上耳郭20下。每次两耳各做2组，每组20下。

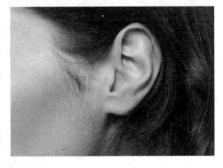

**拨耳**：双手摩擦生热后，用掌心把耳朵由后向前扫，这时会听到"嚓嚓"的声音。每次20下，每日数次。

**揪耳**：双手胸前交叉，右手拇指和食指捏着左耳垂，左手拇指和食指捏着右耳垂，同时向下轻轻揪，重复20下。

**掸耳（鸣天鼓）**：双手掌心捂住耳朵，拇指和小指固定头部，余下三指贴放在脑后，一起或分指交错叩击头后枕骨部，耳中"咚咚"鸣响，如击鼓声。敲完后，捂耳的双手掌心迅速离开耳朵，重复20下。

**摩全耳**：双手掌心摩擦发热后，向后按摩耳郭腹面（即耳正面），再向前按摩背面，反复按摩5～6次。此法可疏通经络，对肾脏及全身脏器均有保健作用。

摩耳轮：双手握空拳，以拇指、食指沿耳轮上下来回推摩，直至耳轮充血发热。

## 按摩头脚可强肾养精

中医认为，人体随着肾气的逐渐旺盛而生长发育，继而又随着肾气的逐渐衰退而衰老，步入中年以后，理应慎重养肾，切莫盲目地食补和药补。下面介绍几种简便易行、疗效显著的按摩头脚的方法，只要持之以恒，便能收到较为理想的强肾效果。

按腰部：取站立姿势，大腿分开，双手拇指紧按腰部两侧，每次约5分钟，每日数次，可以防治腰酸背痛和腰膝无力等症。

揉双腿：取坐立姿势，先自然伸直下肢，以双手掌紧贴大腿上部自上而下边转动边搓揉大腿至膝部，以大腿感到酸胀为度。

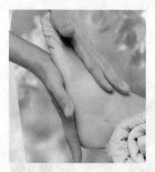

撮谷道：谷道即"肛门"。"撮谷道"就是做提肛运动。做时将肛门连同会阴一起上提同时吸气，然后呼气时放松，每次30下左右即可。

摩足心：足心的涌泉穴直通肾经，临睡前坚持温水泡脚，再将双手相互摩擦至热，用左手心按摩右脚心，用右手心按摩左脚心，每次50下左右，以双脚发热为度。

按腹股：将双手放于大腿两侧的腹股沟处，手掌沿斜方向轻轻按摩30余次，坚持每天按摩10分钟，对提高精力也有一定功效。

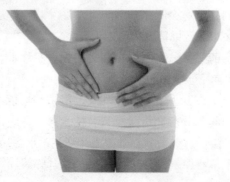

## 补肾养阳

### 多晒太阳有益补肾养阳

阳光是大自然最大的阳气，适当地晒太阳不但有助于带动身体阳气、激活经络、增补肾阳，往往还能够起到很好的保养肾脏的功效。美国的一项研究发现，经常晒太阳的男性，患肾癌的风险降低24%～38%，但这种相关性在女性中并未被发现。晒太阳要选好时间段，一定要避开紫外线强的时候，还要注意摘掉帽子和

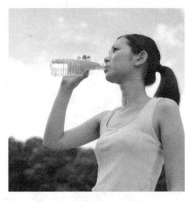

手套，尽量将皮肤暴露在外。另外，还需有侧重地晒身体的某些部位，一般来说，要重点晒以下4个部位。

晒头顶补阳气：中医认为"头为诸阳之首"，头是所有阳气汇聚的地方，凡五脏精华之血、六腑清阳之气，皆汇于头部。百会穴位于头顶正中，是晒太阳的重点。晒头顶不必拘时拘地，可随时进行，但要注意避免眼睛被晒伤。平时天气好时，到室外散步，让阳光洒满头顶，可以通畅百脉、调补阳气。

晒后背调气血：人体腹为阴，背为阳。很多经脉和穴位都在后背，晒这里能起到调理脏腑气血的作用。晒的时候注意让阳光直射背部，老人在公园锻炼时可特意将后背朝向阳光，时间长短自己掌握，以舒适为宜。此外，人的后腰部位有两大穴位，分别是命门和肾俞（都在腰背的正中部位）。如果方便，可将衣服撩起来，让阳光晒一下这两个穴位，可以补充肾气。或者在晒太阳的时候，用双手搓热后摩擦该部位。

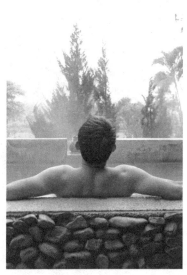

晒腿脚除寒气："寒从脚下起"，容

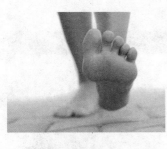

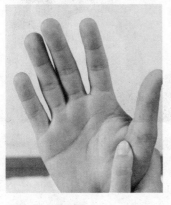

易手脚冰冷的人，多是阳虚体质，这种体质的人不妨多晒晒脚，以驱走体内的寒气。有"老寒腿"的患者，在夏天可以把腿放在阳光下晒一晒，能很好地驱除腿部寒气，还能加强钙质吸收，帮助预防骨质疏松。晒腿的时候要选择天气好的时候，将双腿裸露在阳光下，每次至少晒半个小时。晒时，可配合按摩小腿部位的足三里（小腿前外侧，膝盖下方四横指部位），对健康有益。

晒手心助睡眠：人的手心是很少被晒到的地方，所以要"特殊照顾"手心。晒手心方法很简单，在阳光下摊开双手朝向阳光，或者抬起双手，掌心朝向阳光即可。常晒手心可舒缓疲劳，促进睡眠。手心最重要的穴位是劳宫穴（自然握拳，中指尖下所指），按揉此穴位有清心安神的作用。

## 肾不好多泡脚

中医认为，脚底是各经络起止的汇聚处，分布着60多个穴位和与人体内脏、器官相连接的反射区，分别对应人体五脏六腑。经常泡脚有助于舒经活络、改善血液循环、提肾气、有益肾脏健康。不过，不同季节、不同时间泡脚，其功效也不同。古人说："春天洗脚，升阳固脱；夏天洗脚，湿邪乃除；秋天洗脚，肺润肠濡；冬天烫脚，丹田暖和。"所以，坚持一年四季都用热水泡脚，可增强身体的阳气，有益肾脏。

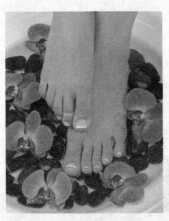

就泡脚的时间来说，晚上和早上泡脚最好。晚上9点泡脚最护肾，这是因为这时是足少阴肾经气血比较衰弱的时辰，在此时泡脚，身体热量增加后，体内血管会扩张，有利于活血，从而促进体内血液循环。泡脚时，水温不能太热，以40℃左右为宜，泡脚时间也不宜过长，以半小时左右为宜。

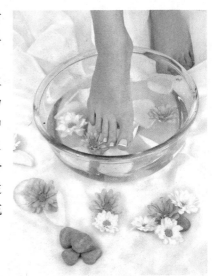

早上泡脚，是因为夜间睡眠长时间保持同一姿势，血液循环不畅，早上泡泡脚，正好可以促进血液循环，调节内分泌系统。在此时泡脚，水温宜控制在40℃左右，以舒适不烫为宜，浸泡5～15分钟。双手食指、中指、无名指三指按摩双脚涌泉穴各1分钟左右，再按摩两脚脚趾间隙半分钟左右。为保持水温，可分次加入适量热水，重复3～5次。如果时间不充裕，仅进行1次即可，或者仅做按摩，不用热水浸泡。

需要注意的是，由于金属易冷，所以泡脚的容器最好用木盆。根据身体的状况，还可以在泡脚水中放些中药材，比如活血的丹参、当归，降火清热的连翘、金银花、板蓝根、菊花等。另外，生姜可以散寒，醋可以改善睡眠障碍，盐水可以杀菌、治脚气，用这些泡脚也是很有用的小偏方。

## 顺时养肾很重要

### 冬主肾，宜以保养肾脏为主

《黄帝内经》中有言"冬主肾""冬至一阳生"和"顺时气而养天和"。冬季万物生机潜伏闭藏，正是调养肾脏的大好时节。那么，冬季该如何养肾？专家提醒冬季养肾可以从以下几方面进行。

早睡晚起、避寒保暖：《黄帝内经》称"冬三月早卧晚起，必待日光"，意思是说在冬季应该早睡晚起，等太阳出来以后再活动。可见，在寒冷的冬季，保证充足的睡眠时间尤为重要，因为冬季昼短夜长，人们的起居也要适应自然界变化的规律，适当地延长睡眠时间，才有利于人体阳气的潜藏和阴精的积蓄，以顺应"肾主藏精"的生理状态。

冷面：即用冷水洗脸。这里的冷水是指水温20℃左右的水，可以直接用来洗脸。用冷水洗脸，可提神醒脑，特别是早晨用冷水洗脸对大脑有较

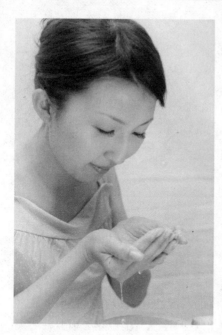

强的兴奋作用，可迅速驱除起床后的倦意，振奋精神。冷水洗脸，还可促进面部的血液循环，带动整个身体的新陈代谢，增强机体的抗病能力。冷水的刺激可以使面部的血管收缩，刺激后血管又反射性地扩张。一张一弛，既促进了面部的血液循环，改善了面部组织的营养供应，又增强了面部血管和皮肤的弹性。

温齿：即用温水刷牙和漱口。温水是指水温35℃左右的水。如果刷牙或漱口时不注意水温，经常给牙齿和牙龈过冷或过热的刺激，可能导致牙齿和牙龈出现各种疾病，使牙齿寿命缩短。

### 酉时肾经当令，宜调养肾脏

酉时是指傍晚5点到7点，这时肾经当令。根据《黄帝内经》的理论，肾主藏精，扮演着人体"先天之本，寿夭之根"的角色。人体经过申时的泻火排毒，进入贮藏精华的阶段，此时肾发挥着巨大的作用，也是肾虚者补肾的最好时机。那酉时如何调养肾脏呢？现列举一二。

适量饮水：人体中，肾和膀胱一阴一阳，就好比是一对夫妻，关系非常密切。膀胱经从申时"下班"之后，接下来的酉时就由肾经"接班"。《灵枢·本输》中说"肾合膀胱"。意思就是说肾经与膀胱经相互络属，形成表里关系。另外，肾与膀胱不仅在生理结构上是"邻居"，而且同为身体的"水液管理机关"，肾主水，为调水之官，而膀胱为储水（尿液）之器。膀胱在申时是身体排泄的高峰时段，应该增加饮水量，加快尿液的生成，以促进体内废物的排泄。到酉时，虽然排泄高峰已过，但整个排泄周期并没有完全结束，仍处于收尾阶段。在酉时再补充一杯水，就可以在身体的排泄高峰之后，再对肾脏和膀胱进行一次清理，将残余的废物全部清除干净，这样就能大大降低残留的废物对肾脏、膀胱的危害，维护肾和膀胱的"长治久安"。

晚餐宜清淡：酉时正是吃晚餐的时候，此时按时吃饭会对人的肾气有很大的保护作用。但是晚饭越清淡越好，还要多吃一些对肾有好处的食物，主食中可加上黑豆、黑米等对肾脏有益的食物；还可以吃些坚果等。任何补肾壮阳的食物和药物，最佳的滋补食用时机都是酉时，此时调补肾，可事半功倍。

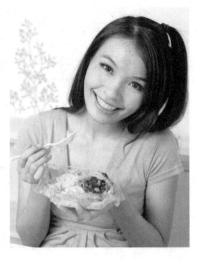

推揉腹部：腹部的足少阳肾经是距离腹中线任脉最近的一条经络，可用手掌或手握空拳，沿着正中线从心口至小腹上下推揉。气血流注肾经的时间是酉时（每天傍晚5点到7点），在这个时候，或坐或站，隔着一层衣服推揉肾经5～8分钟，每天1次。

# 提防生活中的"伤肾元素"

如今，人们越来越注重营养与健康，但肾病发病率却依然居高不下。这是由多种因素共同造成的，人们的生活方式与肾脏健康关系密切。下面介绍的就是五大伤肾的生活方式。

## 喜食重味，吃得太咸

现在很多的人都偏爱"重口味"的食物。重口味食物一般含盐量较高，吃了这些食物，容易引起血压升高。一般人体血液总量为每千克体重70～80毫升，如果一个人吃太多的盐，血液内的盐分就会提高，为了平衡盐的比例，人体组织里的水分就会渗进血液，血液过多就会加重心脏负担，并增加对血管壁的冲击，从而慢慢导致高血压。盐摄入过多，还会使肾脏分泌的肾素增加。肾素可激活体内的血管紧张素，让血管收缩，血压就会升高。因此，饮食不宜过咸。肾病、肾功能不好的人尤其不能多吃盐，不然水肿难以消退。同样，肝硬化腹水、心力衰竭、高血压患者，也不能多吃盐。

## 惊恐伤肾

《黄帝内经·素问》中提出"恐伤肾"。这是因为人在惊恐时气往下沉，可出现耳鸣、耳聋、头晕、阳痿等症，极度惊恐时能导致猝死。民间常说的"吓死人"，就是这个道理。另外，过喜、过怒、过悲、过忧、过思等情志活动也会必过耗肾精，不仅导致肾病，而且还伤害其他脏腑。

## 长时间久立伤肾

《黄帝内经·素问》中提出"久立伤骨"。人若久立不动，其下肢静脉血液回流不畅，会引起腰痛、腿软、足麻等症。如果长久站立，很容易发生下肢静脉曲张或导致某些骨骼关节发育畸形。特别是老年人，气血运行本就弱，若再久立不动，更容易伤肾损骨。

## 憋尿伤肾

很多人都有过憋尿的经历，有的是因为工作太忙走不开，有的是为了打牌、玩游戏不肯离开"战场"，但有了"尿意"不及时排尿对健康是非常不利的。其实正常排尿不仅能排出身体内的代谢产物，而且对泌尿系统也有自净作用。憋尿不仅会影响膀胱功能，造成尿路感染，还会出现尿频、血尿、解尿困难、尿灼热、余尿感、下腹不适或疼痛等症状，对肾脏的危害是非常大的。因此，有了"尿意"就要去排尿，不可憋。

## 吃海鲜、喝啤酒

现在很多的年轻人都有吃夜宵的习惯，晚上约上三五知己，来几串烧烤、喝几瓶啤酒痛快痛快，这似乎已成为年轻一代的一种潮流。殊不知，这样的生活习惯危害极大。吃大量的高蛋白饮食，如大鱼大肉等，会产生过多的尿酸和尿素氮等代谢废物，加重肾脏排泄负担；而大量饮酒容易导致高尿酸血症，这些习惯同时可引起高脂血症等代谢性疾病，引发肾脏疾病。因此，要想好好保护肾脏，饮食习惯还是需要十分重视的。

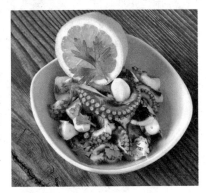

# 本草药膳，温补肾脏

中医学认为，肾是先天之本，也就是一个人生命的本钱。人体肾中精气是构成人体的基本物质，与人体生命过程有着密切的关系。肾健康说明人体生长、发育良好，生殖系统有活力；如果肾虚了，一系列衰老现象就会发生。所以人们要保持健康、延缓衰老，就应保护好肾脏功能。

## 补肾常用的药材和食材

养护肾脏常用的药材和食材有熟地黄、杜仲、补骨脂、牛膝、芡实、黄精、锁阳、肉桂、巴戟天、肉苁蓉、菟丝子、冬虫夏草、何首乌、鹿茸、韭菜、黑米、黑芝麻、猪腰、马蹄、核桃等。

下面一些药材和食材，对养护肾脏也有不错的功效。

①山药：是重要的上品之药，除了能补肺、健脾，还能益肾益精，肾虚的人都可以吃。

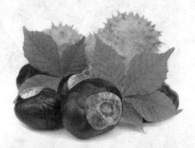

②干贝：能补肾阴虚，滋阴养血。

③栗子：既可以补脾健胃，又有补肾壮腰之功，对肾虚腰痛的人特别有益。

④枸杞：可补肾养肝、壮筋骨、除腰痛，尤其适合中老年女性肾虚患者食用。

⑤鲈鱼：既可补肝肾，又能益筋骨，还能暖脾胃，功效多多。

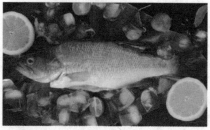

在日常生活中，人们可以选择以上的药材、食材搭配，煮成美味可口的药膳，既能让人大饱口福，又能起到补肾的作用，何乐而不为呢？

# 熟地黄

## 补血滋阴的良药

【性味归经】
　　性微温，味甘。
　　归肝、肾经。

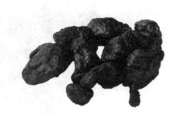

【煲汤适用量】
　　5～10克。

【适合体质】
　　阴虚体质。

### 功效主治

　　熟地黄具有补血滋阴、益精填髓的功效。主治血虚萎黄、眩晕心悸、月经不调、血崩不止、肝肾阴亏、潮热盗汗、遗精阳痿、不育不孕、腰膝酸软、耳鸣耳聋、头目昏花、须发早白、消渴、便秘、肾虚喘促等。

---

# 杜仲

## 补肾虚

【性味归经】
　　性温，味甘。
　　归肝、肾经。

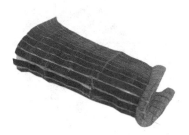

【煲汤适用量】
　　1～5克。

【适合体质】
　　气虚体质，
阳虚体质。

### 功效主治

　　杜仲具有降血压、补肾虚、强筋骨、安胎气等功效。可用于治疗腰脊酸疼，足膝痿弱，小便余沥，阴下湿痒、筋骨无力、妊娠漏血、胎漏欲坠、胎动不安、高血压等。

# 补骨脂

## 补肾助阳，温脾止泻

【性味归经】

性温，味辛、苦。
归肾、脾经。

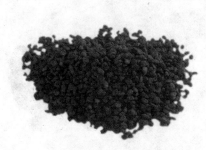

【煲汤适用量】

6～15克。

【适合体质】

阳虚体质。

### 功效主治

补骨脂具有补肾助阳、纳气平喘、温脾止泻的功效。主治肾阳不足、下元虚冷、腰膝冷痛、阳痿遗精、尿频、遗尿、肾不纳气、虚喘不止、脾肾两虚、大便久泻，外用可治白癜风、斑秃、银屑病等。

# 牛膝

## 活血通经、补肝肾、强筋骨的良药

【性味归经】

性平，味苦、甘、酸。
归肝、肾经。

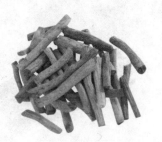

【煲汤适用量】

5～15克。

【适合体质】

血瘀体质。

### 功效主治

牛膝具有活血通经、补肝肾、强筋骨、利尿通淋、引火下行的功效，常用于治疗瘀血阻滞的经闭、痛经、月经不调、产后腹痛等妇科病，也用于治疗跌打损伤、肾虚之腰膝酸痛、下肢无力、尿血，小便不利，尿道涩痛以及火热上炎引起的头痛、眩晕、吐血、衄血等症。

# 芡实

## 固肾涩精，补脾止泻

【性味归经】

性平，味甘、涩。

归脾、肾经。

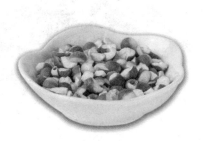

【煲汤适用量】

9～15克。

【适合体质】

气虚体质。

### 功效主治

芡实具有补中益气、滋养强身、固肾涩精、补脾止泻的功效。可治遗精、带下、小便不禁、大便泄泻等症。另外，它不仅能益精气、强志、令耳聪目明，还能解暑热、酒毒。

# 黄精

## 补中益气，健脾润肺的圣药

【性味归经】

性平，味甘。

归脾、肺、肾经。

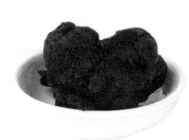

【煲汤适用量】

5～10克。

【适合体质】

阴虚体质，气虚体质。

### 功效主治

黄精具有补中益气、健脾润肺、益肾养肝的功效。可用于治疗虚损寒热、脾胃虚弱、体倦乏力、口干食少、肺虚燥咳、精血不足、内热消渴以及病后体虚食少、筋骨软弱、风湿疼痛等。

# 锁阳

**平肝补肾，润肠通便**

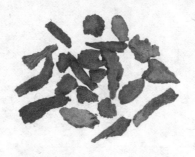

【性味归经】

性温，味甘。

归肝、肾、大肠经。

【煲汤适用量】

5～10克。

【适合体质】

阳虚体质。

**功效主治**

锁阳具有平肝补肾、益精养血、润肠通便的功效。可治阳痿、早泄、尿血、血枯便秘、腰膝痿弱等。

# 肉桂

**补火助阳，散寒止痛**

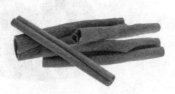

【性味归经】

性大热，味辛、甘。

归肾、脾、心、肝经。

【煲汤适用量】

2～5克。

【适合体质】

阳虚体质。

**功效主治**

肉桂具有补火助阳、暖脾胃、除积冷、通血脉、散寒止痛的功效。治命门火衰、肢冷脉微、亡阳虚脱、腹痛泄泻、寒疝奔豚、腰膝冷痛、经闭癥瘕、阴疽流注、虚阳浮越、上热下寒等。

# 菟丝子

### 缠绕在树枝上的补肾药

【性味归经】

性微温，味辛、甘。
归肝、肾、脾经。

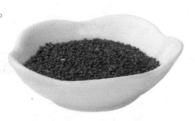

【煲汤适用量】

5～10克。

【适合体质】

阳虚体质。

功效主治

菟丝子具有滋补肝肾、固精缩尿、安胎、明目、止泻的功效。可用于腰膝酸软、目昏耳鸣、肾虚胎漏、胎动不安、脾肾虚泻、遗精、消渴、尿有余沥、目暗等。外用可治白癜风。

---

# 冬虫夏草

### 补肾精、益肾阳

【性味归经】

性平，味甘。
归肺、肾经。

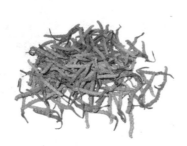

【煲汤适用量】

1～5克。

【适合体质】

气虚体质。

功效主治

冬虫夏草具有补肾精、益肾阳、补肺平喘、止血化痰的功效。适用于肾虚腰痛、阳痿遗精、肺虚或肺肾两虚之久咳虚喘、劳嗽痰血、病后体虚不复、自汗畏寒等。

# 何首乌

## 补血益精、生发乌发的补肾良药

【性味归经】

性温，味甘、苦、涩。
归肝、心、肾经。

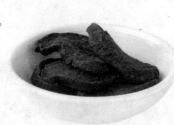

【煲汤适用量】

5～10克。

【适合体质】

血虚体质。

功效主治

何首乌有补血益精、生发乌发、养血祛风的功效，常用来治肝肾阴亏、须发早白、血虚头晕、腰膝软弱、筋骨酸痛、遗精、崩带、久疟久痢、痈肿、瘰疬、肠风、痔疾等。

---

# 鹿茸

## 补肾壮阳，益精生血

【性味归经】

性温，味甘、咸。
归肾、肝经。

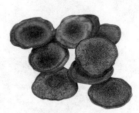

【煲汤适用量】

1～5克。

【适合体质】

阳虚体质。

功效主治

鹿茸有补肾壮阳、益精生血、强筋壮骨的功效。适用于肾阳不足、精血虚亏、阳痿早泄、宫寒不孕、头晕耳鸣、腰膝酸软、四肢冷、神疲体倦、肝肾不足、筋骨痿软，或小儿发育迟缓、囟门不合、行迟齿迟，也可用于虚寒性崩漏、带下、溃疡久不愈合等。